젊어지고 날씬해지는
맛있는 식사법

TABEREBA TABERUHODO WAKAKUNARU HOU

© Mayuko Kikuchi

Korean translation rights arranged with Mikasa-Shobo Publishers Co., Ltd., Tokyo
through Japan UNI Agency, Inc., Tokyo and Korea Copyright Center, Inc., Seoul

젊어지고 날씬해지는
맛있는 식사법

기쿠치 마유코 지음 | 안혜은 옮김

이다미디어

항노화와 다이어트를 위한
맛있는 식사법

'먹으면 먹을수록 젊어지고 날씬해진다!'

다소 자극적인 주장에 반신반의하는 독자가 많으리라 생각한다.

보통 다이어트나 항노화 솔루션을 제안할 때는 '칼로리 억제'와 '탄수화물 제한'을 추천하기 때문이다. 그런데 '먹어도 먹어도 살찌지 않는다', '먹으면 먹을수록 젊어진다'라고 정반대 주장을 하고 있으니 이상하게 들리는 것도 당연하다.

하지만 이 당치도 않은 주장이 진짜 '젊음의 비결'이라면 당신은 어떤 생각을 할까? 그런 행복한 방법이 있다면 당장 실천해보고 싶지 않을까?

30년 차 영양사인 필자는 그동안 '다이어트'와 '항노화'에 목말라 하는 1만 명 이상의 사람들에게 식단 위주의 코치를 해왔다. 그 활동을 집대성한 책이 전작《먹어도 먹어도 살찌지 않는 고칼로리 다이어트》이다.

'다이어트에 성공하려면 굶어서는 안 되며 오히려 잘 먹어야 한다.' 이처럼 기존 다이어트 방식과는 차별화된 내용으로 큰 반향을 불러일으키며 20만 명의 독자들에게 뜨거운 지지를 얻었다.

감사하게도 그 후속편으로 '항노화 편을 책으로 만들어주세요'라는 요청이 빗발쳤다. 이 책은 그러한 성원에 힘입어 나오게 되었다.

영양사로서의 경험에 비추어 단언컨대, 음식을 잘 챙겨 먹는 사람이 다이어트와 항노화에 성공한다.

물론 아무거나 마구 먹어서는 안 된다. 먹는 방법에도 요령이 있다. 그리고 먹기 전에 '무엇을 어떻게 먹어야 젊어진다는 원리'를 이해하는 것이 중요하다.

음식의 영양소에 숨어 있는 힘은 우리가 생각하는 것 이상으로 강력하다. 아름다운 피부를 만들어주고, 기미와 주름살을 없애주며, 탄력을 되찾아준다. 또한 지방을 연소시키고 머릿결을 부드럽게 만드는 등 놀라운 효능을 발휘한다.

젊어지는 비결은 '젊음을 만드는 영양소'가 풍부한 식품을 골라서 먹는 것이다. 그렇다면 어떤 식품을 어떻게 먹어야 젊어지는지를 이 책에서 소개하려고 한다.

먼저 차례를 몇 가지 살펴보면, '하루 5개의 방울토마토로 하루 아침에 피부가 젊어진다', '바지락+토마토 수프는 최고의 기미 제거 수프', '가다랑어 다타키는 작은 얼굴을 만들어주는 꿈의 미용식품', '버섯은 먹으면 먹을수록 배가 들어간다', '굴의 항노화 파워로 머릿결을 찰랑찰랑하게!' 등 일상생활 속에서 바로 실천할 수 있고 효과도 빠른 방법만 엄선했다.

또한 '항노화 점심'은 해산물 스파게티, '항노화 디저트'는 아몬드 초콜릿, '항노화 육류'는 소 등심 등 외식할 때 알아두면 편리한 '항노화 메뉴'도 효과적으로 제안한다.

우리가 평소 대하는 음식을 먹는 방법만 바꿔도 피부와 머릿결, 신체의 젊음을 되찾을 수 있다고 하니 궁금하지 않은가.

음식의 효능은 우리를 배신하지 않는다. 나이가 많든 적든 반드시 효과를 볼 수 있다. 아무쪼록 맛있는 음식을 건강하게 즐기면서 원하는 모습을 쟁취하기 바란다.

영양사 기쿠치 마유코

시작하는 글
항노화와 다이어트를 위한 맛있는 식사법 · 4

1장 먹을수록 젊어지는 항노화 식사법

2장 먹을수록 날씬해지는 다이어트 식사법

3장 기미·주름을 잡는 초간단 레시피!

4장 피부와 얼굴의 트러블 해결법

5장 모발과 외모를 젊게 하는 식습관

1장

먹을수록
젊어지는
항노화 식사법

1

하루 1개의 낫토로
외모가 10년은 젊어진다

'언제까지나 젊게 살고 싶다.'

그렇다면 매일 낫토를 먹자. 당신의 외모가 10년은 젊어 보일 것이다.

'내게 노화는 아직 먼 일'이라며 느긋하게 생각하는 사람이 많을 텐데 방심은 금물이다. 외모를 좌우하는 피부 노화는 25세 전후로 시작되기 때문이다.

25세가 지났는데도 아무런 대책이 없다면 해가 거듭될수록 점점 피부가 늙어가는 자신의 모습을 상상해보자. 도무지 받아들이기가 싫고 무섭지 않은가.

하지만 매일 낫토를 먹으면 걱정할 필요가 없다. 낫토에는 피부 노화 예방에 탁월한 효과를 발휘하는 항노화 파워가 숨어 있기 때문이다. 낫토는 특유의 항노화 성분인 '폴리아민'이 풍부하다. 폴리아민은 세포의 노화 방지에 필수적인 성분이다.

폴리아민이 풍부한 식품은 장수와 젊음의 유지에 효과가 있는 것으로 밝혀졌다(지치의과대학 부속 사이타마의료센터 소다 구니야스 교수의 연구). 또한 면역 세포를 젊게 만들고 동맥경화 유발 물질을 억제하며 다이어트에도 효과적이다.

폴리아민은 다른 식품에도 들어 있지만 인간의 혈중 폴리아민 농도를 높이는 것은 낫토뿐이다. 따라서 낫토를 먹으면 피부에 탄력이 생기고 나아가 신체의 젊음도 되찾을 수 있다.

그 외에도 항노화 효과에 뛰어난 영양소가 풍부하다. 가장 대표적인 것은 지방 연소를 촉진하는 비타민B2이다. 비타민B2는 간 종류와 장어 꼬치구이, 방어, 우유, 요구르트에 풍부한데, 이 식품들은 지방과 콜레스테롤도 함께 들어 있으므로 섭취량에 주의해야 한다.

하지만 낫토는 식물성 식품이라 지방과 콜레스테롤을 걱정할 필요가 없다. 낫토는 많이 섞을수록 맛이 좋아진다. 낫토의 실이 덩어리를 이루며 전체적으로 하얗게 될 때까지 충분히 섞어서 먹자.

섭취량은 하루에 반 팩~한 팩 정도가 적당하며 종류는 무엇이든 관계없다. 섭취 시간대는 저녁이 가장 좋다. 취침 전의 식사이므로 칼로리가 낮고 지방이 적어야 살찌지 않는다. 그리고 저녁 식사로 비타민B2를 충분히 섭취함으로써 하루 종일 섭취한 지방을 분해할 수 있다. 즉 살이 잘 빠지는 젊은 몸이 되는 것이다.

그리고 낫토의 끈끈한 성분인 나토키나제가 혈전을 녹여 뇌경색과 심근경색을 방지하는 효과도 있다. 혈전 질환은 취침 중, 즉 한밤중부터 새벽에 주로 발생하며 낫토에 들어 있는 나토키나제의 효과는 8~12시간 동안 지속된다.

따라서 저녁에 낫토를 먹으면 혈전 용해 효과가 아침까지 지속될 가능성이 높다. 특히 심근경색은 월요일 아침에 가장 많이 발생한다. 혈전 질환이 걱정되면 일요일 저녁에 반드시 낫토를 섭취하자.

낫토는 8주 동안 꾸준히 섭취해야 큰 효과를 볼 수 있다.

항노화 효과를 더욱 강화하고 싶다면 낫토에 달걀을 곁들이자. 달걀에는 피부의 항노화 세포를 증식시키는 아연이 풍부하다. 또한 지방 연소에 효과적인 비타민B2가 들어 있어 낫토와의 상승효과도 기대할 수 있다.

반찬으로 달걀말이나 낫토를 달걀로 감싸서 익힌 '낫토오믈렛'을

낫토를 많이 먹을수록 외모가 젊어진다!

낫토의 항노화 성분

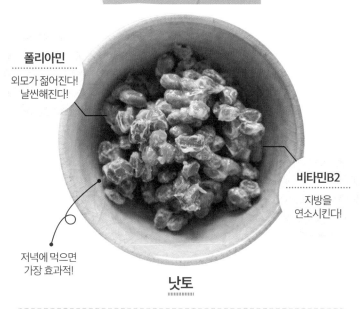

폴리아민
외모가 젊어진다!
날씬해진다!

비타민B2
지방을
연소시킨다!

저녁에 먹으면
가장 효과적!

낫토

낫토에 곁들이면 항노화 효과가 강해지는 음식

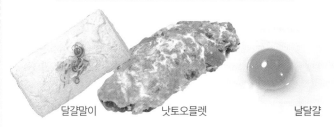

달걀말이　　　　낫토오믈렛　　　　날달걀

달걀에는 피부의 항노화 세포를 증식시키는 아연과 지방 연소에 효과적인 비타민B2
가 많아서 낫토에 곁들이면 상승효과를 볼 수 있다!

추천한다. 달걀은 일주일에 6개 정도 섭취하는 것이 적당하다.

낫토에 날달걀(전란)을 섞을 경우에는 그날 안에 전부 섭취하자. 이때 낫토의 양이 많아지므로 밥을 많이 먹지 않도록 주의한다. 밥은 대접이 아니라 밥공기에 덜어 먹자(밥공기에 들어가는 양은 150g).

소 등심 식사법으로
피부에 젊음과 탄력을!

'소고기는 먹으면 먹을수록 젊어진다.'

믿기 어렵겠지만 꼭 실천해보기 바란다. 소고기만 잘 먹어도 젊고 탄력 있는 피부를 되찾을 수 있다.

40대에 들어서면 소고기 섭취 여부에 따라 '젊은 사람'과 '늙은 사람'으로 나뉜다고 해도 과언이 아니다. 소고기는 젊음을 유지하는 데 그만큼 중요한 식품이다.

먹으면 먹을수록 젊어지는 꿈의 식재 소고기에는 어떤 항노화 성분이 들어 있을까? 바로 동물성 단백질에 함유된 풍부한 아미노산이다. 젊고 탄력 있는 피부는 아미노산으로 만들어진다.

닭고기, 돼지고기보다 소고기를 추천하는 것은 인간에게 부족한 철과 아연이 풍부하기 때문이다. 철과 아연이 부족하면 피부의 젊음을 유지하는 데 필요한 보습 성분이 만들어지지 않는다.

특히 소고기에는 우리 몸에 흡수가 잘되는 헴철Heme Iron이 풍부하다. 그뿐만 아니라 피부에 광택을 만들어주는 지방도 들어 있다. 지방을 살이 찐다는 이유로 무턱대고 싫어하는 사람이 많은데 항노화에는 아주 중요한 영양소이다. 피부의 촉촉함을 지켜주는 것은 뜻밖에도 콜레스테롤이기 때문이다.

소고기는 일주일에 2번, 150~200g씩 섭취하는 것이 적당하다. 단, 반드시 '등심' 부위를 먹는다. 등심은 우리 몸에 필요한 아미노산, 철, 아연은 풍부한 대신 지방과 콜레스테롤 성분은 적다. 외식을 할 때는 등심 생고기를 주문해서 소금에 찍어 먹자(한 끼에 150~200g).

집에서 먹을 때는 석쇠나 프라이팬에 소금 또는 간장을 뿌려 살짝 구워 먹자. 양념 고기는 불필요한 칼로리를 섭취하게 되므로 생고기로 담백하게 먹는 것이 좋다.

고기에 붙어 있는 기름 덩어리는 먹을 때 잘라내서 불필요한 지방 섭취를 차단한다. 단, 굽기 전에 잘라내면 육질의 수축이 심해져서 감칠맛이 줄어든다.

젊음을 되돌려주는 '소 등심'을 먹자!

소고기의 항노화 성분

철, 아연
피부의 보습
성분을 만든다!

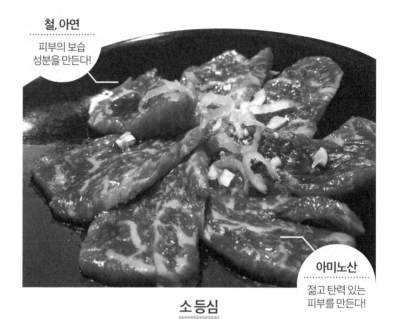

소 등심

아미노산
젊고 탄력 있는
피부를 만든다!

이렇게 먹자!

- 1회 섭취량은 150~200g
- 소금에 찍어 먹는다
- 샤브샤브는 다이어트에 더욱 효과적!

21

또 다른 추천 메뉴는 샤브샤브이다. 일반 샤브샤브와 냉샤브 샐러드, 모두 괜찮다. 일반 샤브샤브는 감귤류의 과즙으로 만든 폰즈 소스에 찍어 먹고, 냉샤브 샐러드는 드레싱을 뿌려 먹는다.

참깨가 들어간 드레싱과 소스는 불필요한 지방이 많으므로 주의하고 프렌치, 이탈리안, 시저샐러드 드레싱처럼 염분이 적은 드레싱을 곁들인다.

소고기를 구입할 때 일반 등심이 없으면 목심이나 리브로스트(목 부위 쪽의 등심)로 대신한다. 구이용이나 샤브샤브용으로 썰어놓은 것을 구입하되, 스테이크용으로 나오는 고기는 주로 서로인 sirloin(등심 윗부분)이므로 부위를 꼼꼼히 확인하자.

그리고 수입 소고기 등 가격이 비교적 싼 고기를 선택한다. 지방과 콜레스테롤이 항노화에 필요한 만큼만 들어 있기 때문이다. 반면 우리 입맛에 맞는 '한우'나 비싼 고기는 지방과 콜레스테롤이 너무 많아서 피하는 게 바람직하다.

소고기의 섭취 시간대는 저녁이 가장 좋다. 저녁은 가볍게 먹을수록 좋고, 등심은 지방과 콜레스테롤이 적당해서 안심하고 먹을 수 있다.

'고기를 먹는데 술이 빠질 수는 없지!'라고 생각하는 사람이 많을 것이다. 우리는 저녁 식사를 거하게 하며 술까지 곁들이는 습관이 있는데, 살짝 배부른 정도를 유지해야 고기를 더욱 맛있게 즐길 수 있는 법이다.

자주 먹는 음식이 아닌 만큼 고기의 맛을 충분히 음미하며 즐겁게 먹자. 일주일에 총 400g 정도만 유지하면 된다.

소고기를 꾸준히 섭취하면 나이에 상관없이 항노화 효과가 유지된다. 마트에서 장을 볼 때 의식적으로 소고기의 비중을 높이자.

달걀은 '항노화에 필요한 모든 영양소'의 집합체

나이에 비해 젊어 보이고 싶다면 하루에 한 개씩 달걀을 먹자. 그것만으로도 피부 노화가 금세 개선될 것이다. 달걀은 항노화에 가장 뛰어난 식품이다.

30대에 들어서면 보습 성분이 줄어 피부가 건조해지고 기미, 주름이 생기는 등 다양한 피부 트러블이 생긴다. 또한 기초대사와 신진대사 능력이 떨어져 20대에 비해 살이 쉽게 찐다. 달걀은 이러한 피부 노화를 억제하고 신체의 젊음을 되찾는 데 탁월한 식재이다.

항노화 작용에 꼭 필요한 영양소가 있다. 양질의 단백질과 헴철, 아연, 비타민B군이다.

이 영양소들이 전부 들어 있는 식품은 전 세계에 달걀밖에 없다. 여러분은 달걀이 이 정도로 항노화에 뛰어난 식재라는 사실을 알고 있었는가?

달걀이 항노화 효과에 뛰어난 이유는 크게 두 가지이다.

첫째, 양질의 단백질과 흡수력이 뛰어난 헴철, 아연이 풍부하다. 이 세 가지 영양소는 보습 성분을 합성하는 데 꼭 필요하다.

둘째, 비타민B군이 풍부하다. 비타민B군이 풍부하면 신진대사가 활발해져서 다이어트에 도움이 된다. 반대로 부족하면 노화가 빨라지고 금세 피곤해지며 현기증과 두통이 생기기도 한다.

달걀은 콜레스테롤이 많은 식품이지만 그 성분이 촉촉한 피부를 유지하는 데 중요한 역할을 한다. 하지만 매일 섭취하는 것은 권하지 않는다. 일주일에 6개 정도면 충분히 항노화 효과를 볼 수 있다.

그리고 과식 방지를 위해 달걀말이, 프라이 같은 간단한 요리로 섭취하는 것이 좋다. 오므라이스, 치즈오믈렛은 케첩, 밥, 치즈, 조미료 등 달걀 외에 여러 가지 재료가 들어가 불필요한 칼로리를 섭취하게 된다.

달걀말이와 프라이로 칼로리의 과잉 섭취를 방지할 수 있다. 섭취 시간대는 저녁이 좋다. 보습 성분은 자는 동안 합성되는데 달걀의 영양소가 그 작업을 돕기 때문이다.

'항노화 점심 메뉴' 1위는 단연 해산물 스파게티

점심 메뉴로 추천하는 항노화 요리는 면으로 먹는 파스타의 일종인 '스파게티'이다. 의외로 보이겠지만 스파게티는 항노화와 다이어트에 효과적인 영양소가 가득하다.

항상 점심 메뉴 때문에 고민하는 사람에게는 희소식이 아닐까 싶다. 점심은 거르는 날이 거의 없는 만큼 이왕이면 맛도 있고 항노화 효과도 뛰어난 메뉴를 선택하자. 머지않아 푸짐한 몸매에서 탈출하고 날씬한 외모에다 젊음도 되찾게 될 것이다.

탄수화물 제한 다이어트의 영향 때문인지 '스파게티는 살찌는 음식'이라고 생각하는 사람이 많은 것 같다. 결론부터 말하면 스파게티는 살찌는 음식이 아니다. 토마토 등을 사용하는 소스와 면에 식이섬유가 풍부하기 때문이다.

불용성 식이섬유는 장운동을 촉진하여 쾌변을 돕는다. 불룩 나온 아랫배를 날씬하게 만들어주는 것이다. 게다가 장내 유용균有用菌을 증식시켜 장내 환경을 개선한다. 그 결과 다이어트에 효과적인 비타민류가 장내에서 더욱 활발하게 합성된다.

수용성 식이섬유는 불필요한 콜레스테롤을 배출시키거나 흡수를 억제하여 동맥경화를 예방한다. 혈당 상승을 완만하게 하는 작용이 있어 당뇨병 예방에도 도움이 된다.

즉, 스파게티는 대사증후군을 예방할 뿐 아니라 항노화에도 효과가 있는 것이다. 그래도 스파게티의 탄수화물 성분이 걱정되는 사람이 있을 것이다.

그런데 한 연구에서는 당뇨병 환자를 대상으로 6개월 이상 탄수화물 제한 다이어트를 했지만 효과가 미미했다는 결과가 나왔다. 게다가 1년 후에는 전혀 효과가 없는 것으로 드러났다.

이것은 탄수화물 제한 다이어트의 문제라기보다 '6개월 이상 탄수화물 제한 다이어트를 유지하는 것이 어렵다'는 것을 시사한다. 그러므로 탄수화물에 너무 예민해질 필요 없다.

그보다는 탄수화물의 '질'에 주의해서 '살이 잘 찌지 않는 탄수화

27

물'을 가려내는 것이 더 중요하다. 스파게티는 식이섬유가 풍부한 '살찌지 않는 탄수화물'에 해당된다.

스파게티에는 대표적인 토마토소스 등 여러 가지 파스타 소스가 사용된다. 어떤 소스를 선택하느냐에 따라 항노화 효과가 크게 달라진다.

가장 추천하는 것은 해산물 스파게티이다. 해산물은 저지방 단백질원이라 몸의 신진대사를 촉진하여 몸을 젊게 만들어준다. 그 중에서도 새우, 오징어, 조개류가 골고루 들어간 것이 좋다. 하지만 카페나 편의점, 패밀리레스토랑에서는 그런 스파게티를 먹기 어렵다. 그럴 때는 '새우'만이라도 들어 있는 것을 먹자.

2위는 버섯 스파게티이다. 버섯은 저칼로리에 식이섬유가 풍부해서 다이어트에 매우 효과적이다. 게다가 베타글루칸$_{\beta-glucan}$이 많아서 면역력 강화에도 도움이 된다.

3위는 봉골레 스파게티이다. 주재료인 바지락은 살만 들어 있어도 관계없다. 바지락은 저지방 단백질과 항노화의 필수 영양소인 아연과 철이 풍부하다.

스파게티의 항노화 효과를 더욱 강화하는 방법이 있다.

샐러드와 음료를 추가하여 비타민과 미네랄을 보충하는 것이다.

'항노화 파스타' 베스트 3!

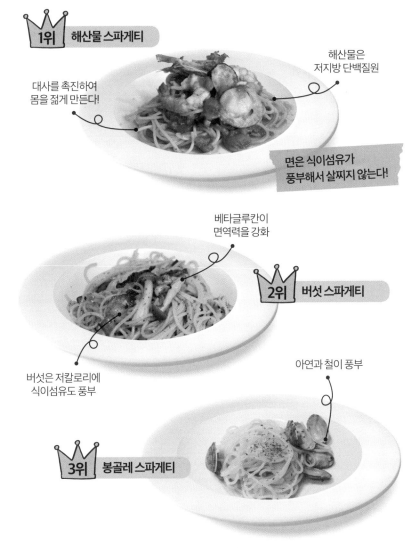

1위 해산물 스파게티

해산물은
저지방 단백질원

대사를 촉진하여
몸을 젊게 만든다!

면은 식이섬유가
풍부해서 살찌지 않는다!

베타글루칸이
면역력을 강화

2위 버섯 스파게티

버섯은 저칼로리에
식이섬유도 풍부

아연과 철이 풍부

3위 봉골레 스파게티

음료 섭취량은 페트병으로 한 병(500㎖), 종이컵으로 두 잔이 적당하다. 편의점 커피의 경우 L사이즈(약 250㎖)로 한 잔만 마시고 녹차 등 차를 추가하자.

식사 도중에 마시는 음료는 무설탕으로 선택한다. 캔 커피와 주스류는 다이어트에 좋지 않다. 수분을 충분히 섭취하면 위가 늘어나면서 금세 포만감이 느껴진다. 또한 식욕을 자극하는 호르몬의 분비가 억제된다.

'스파게티+야채 샐러드+음료 500㎖' 조합이 항노화의 비결이다.

'잘 먹고 잘 마시면 젊어지는' 술집 메뉴

술집에서 꼭 먹어야 할 항노화 메뉴는 '임연수어 구이'이다.

임연수어는 다이어트와 항노화에 효과적인 비타민이 모두 들어 있기 때문이다.

'술집에 가면 무조건 살이 찐다'고 생각하는가? 천만의 말씀이다. 메뉴만 잘 고르면 술집에서 실컷 먹고 마셔도 젊음을 되찾을 수 있다.

가장 추천하는 메뉴는 임연수어 구이이다. 안주로도 인기 만점이니 임연수어 구이는 과음으로부터 간을 지키고 지방을 분해해

31

준다. 다이어트와 항노화 효과를 두루 갖춘 고마운 안주임에 틀림 없다.

당연한 이야기지만 술집의 안주 메뉴는 대부분 술과 궁합이 잘 맞는다. 즉, 기름진 데다 간이 세다.

술집에서 먹게 되는 기름진 음식으로는 감자튀김과 유지방이 풍부한 피자가 있다. 간이 센 음식으로는 짭짤한 절임류, 김치, 돈가스나 튀김에 딸려 나오는 소스류가 있다.

기름진 안주는 살이 찌게 하고, 간이 센 안주는 염분이 많아서 혈압을 상승시킨다. 게다가 간이 센 요리는 사용된 식재의 영향으로 콜레스테롤이 상승하기 쉽다. 즉, 두 가지 모두 대사증후군을 일으키는 요소로 가득하다.

하지만 임연수어 구이는 단백질이 풍부하다. 단백질은 간이 알코올을 분해할 때 필요한 성분이기 때문에 술자리에 안성맞춤인 메뉴라 할 수 있다. 단백질은 에너지 대사를 촉진하는 효과가 있어서 다이어트에도 좋다. 또한 비티민B2가 풍부해서 기름진 안주로 섭취한 지방을 분해해주는 다이어트 효과도 있다.

'항노화 비타민'의 대명사인 비타민E도 풍부해서 혈관의 젊음을 되찾아준다. 먼저 고기를 많이 먹어서 생기는 뇌경색과 동맥경화를 예방해주는 것이다. 동시에 모세혈관의 혈액 순환을 개선한다.

젊어지고 날씬해지는 맛있는 식사법

안주로 강력 추천하는 '임연수어 구이'

임연수어 구이의 항노화 성분

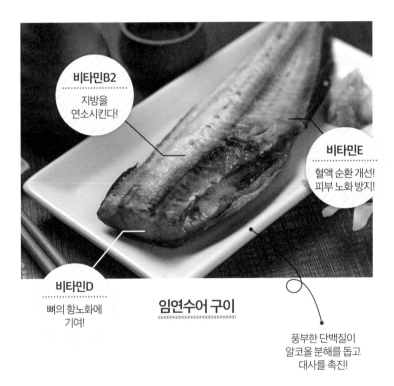

비타민B2
지방을
연소시킨다!

비타민E
혈액 순환 개선!
피부 노화 방지!

비타민D
뼈의 항노화에
기여!

임연수어 구이

풍부한 단백질이
알코올 분해를 돕고
대사를 촉진!

전신 구석구석까지 혈액이 미치면 냉증, 두통, 어깨 결림 증상이 완화된다. 게다가 노화를 앞당기는 활성효소에 대항하여 피부 노화, 기미, 주름을 예방한다.

비타민D도 풍부하다. 임연수어를 반으로 갈라서 건조한 것은 칼슘이 더 풍부하다. 비타민D는 칼슘 흡수를 돕기 때문에 뼈를 튼튼하게 만들어준다.

임연수어 구이는 한 마리든 반 마리든 가시째 나오는 특징이 있다. 즉, 일일이 가시를 발라야 먹을 수 있는 것이다. 이 부분이 중요하다.

가시를 바르다 보면 자연히 식사 시간이 길어진다. 평소보다 안주를 적게 먹어도 뇌의 포만중추가 자극되어 식사에 만족할 수 있다. 40대부터는 의식적으로 생선을 많이 먹는 것이 좋다. 생선에는 중성지방과 혈압을 낮추는 효과가 있기 때문이다. 술집에 가면 임연수어 구이부터 주문하자.

최고의 항노화 디저트는
'아몬드 초콜릿'

먹으면 먹을수록 젊어지는 디저트는 무엇일까? 바로 '아몬드 초콜릿'이다. 초콜릿을 먹고 젊어진다니, 믿어지지 않겠지만 사실이다. 아몬드 초콜릿은 '적당히 먹으면 다이어트 효과가 있는' 놀라운 디저트이다.

갑작스럽지만 질문을 한 가지 해보자.

"디저트를 먹는 것에 죄책감을 느끼는가?"

갑자기 이런 질문을 하는 것은 남녀를 불문하고 디저트를 먹는 것에 죄책감을 느끼는 사람이 상당히 많기 때문이다. 물론 과식은 안 되겠지만 적당량을 지키면 괜찮다. 오히려 참으면 스트레스가 된다. 다만 이왕이면 항노화 효과가 있는 아몬드 초콜릿을 먹자.

아몬드는 비타민B2가 풍부해서 식사로 섭취한 탄수화물과 지방을 연소시켜 분해한다. 비타민B2는 지방을 연소시키는 효과가 특히 뛰어나다.

또한 마그네슘도 풍부하다. 마그네슘은 칼슘과 균형을 이루며 불안을 가라앉히는 효과가 있다. 따라서 스트레스성 폭식을 막아준다. 마그네슘은 비타민B군과 협력하여 탄수화물, 지방, 단백질의 대사에 관여하며 신진대사를 촉진한다. 신진대사가 활발해지면 전신의 노화를 방지할 수 있다.

초콜릿은 살찌는 음식의 대명사라는 오명을 쓰고 있지만, 그것은 어디까지나 '과식'했을 경우에 한해서이다.

원래 초콜릿의 단맛은 뇌에 행복감을 주는 '마음이 편해지는 맛'이다. 현대인의 눈코 뜰 새 없는 생활이야말로 노화의 원인이다. 그리고 초콜릿에 함유된 테오브로민theobromine에는 자율신경을 조절하여 긴장을 풀어주는 효과가 있다.

따라서 아몬드에 초콜릿이 코팅된 아몬드 초콜릿은 다이어트와 항노화에 두루두루 효과적인 디저트라 할 수 있다.

'아몬드 초콜릿'은 전신의 노화 방지!

아몬드 초콜릿의 항노화 성분

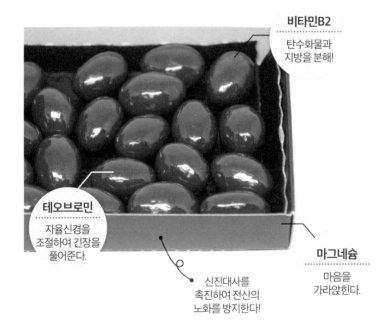

비타민B2
탄수화물과
지방을 분해!

테오브로민
자율신경을
조절하여 긴장을
풀어준다.

신진대사를
촉진하여 전신의
노화를 방지한다!

마그네슘
마음을
가라앉힌다.

아몬드는 씹는 맛이 있다. 한 알도 꽤 커서 아작아작 씹다 보면 많이 먹지 않아도 금세 만족감을 얻을 수 있다. 그리고 입안에 초콜릿의 단맛과 향이 퍼지면서 뇌의 긴장도 풀린다. 자연히 디저트에 대한 쓸데없는 식탐이 억제된다.

아몬드 초콜릿은 아몬드 한 알이 통째로 코팅된 것이 좋다. 쪼개서 코팅한 것은 다이어트의 효과가 반감될뿐더러 초콜릿을 너무 많이 먹게 된다.

아몬드 초콜릿은 저렴한 상품일수록 아몬드가 실하고 초콜릿 성분이 적다. 저렴한 제품은 초콜릿의 과잉 섭취를 차단한다. 섭취량은 한 번에 4분의 1통이나 3분의 1통이 적당하다.

연어와 쑥갓이 들어간
'항노화 전골' 식사법!

겨울은 항노화에 유리한 계절이다. '이시카리나베 石狩鍋(홋카이도를 대표하는 향토 요리)'를 먹을 수 있기 때문이다.

'이시카리나베'란 한마디로 '연어와 야채로 만든 된장 전골'이다. 이 요리에는 항노화에 필요한 모든 재료가 들어 있다. 말 그대로 '항노화 전골'이다.

특히 '연어+쑥갓'의 조합은 항노화에 매우 탁월하다. 이 두 가지 재료는 놀라울 만큼 피부와 체형을 젊게 만들어주는 효과가 있다.

나이를 먹어도 젊음을 유지하는 사람과 해가 갈수록 늙는 사람이 있다.

왜 그러한 차이가 생기는 걸까?

언제나 젊음을 유지하는 사람은 노화의 원인인 활성산소에 대항하는 힘, 즉 '항산화력'이 강하다는 공통점이 있다. 항산화력이 강한 것은 평소에 '항산화력이 강해지는 식사'를 하기 때문이다. 그러한 식사 습관을 들이면 노화에 브레이크가 걸리면서 서서히 젊음을 되찾을 수 있다.

자외선에 노출됐을 때 생기는 활성산소는 노화의 원인 중 하나이다. 기미와 주름도 자외선으로 인한 활성산소의 폐해이다.

겨울은 사계절 중 자외선이 가장 적은 계절이다. 즉, 몸에 쌓인 활성산소를 줄일 절호의 기회이다. 항노화 영양소가 가득한 이시카리나베로 체온을 올리고 노화도 방지하자. 맛있게 먹을 생각만 해도 벌써 젊어지는 기분이다.

이시카리나베에는 야채와 버섯류가 많이 들어가서 다이어트에도 효과 만점이다. 특히 함께 들어가는 연어는 항산화력이 뛰어나다.

그 항산화력의 비밀은 연어의 붉은색 성분 '아스타잔틴astaxanthin'이라는 색소에 있다. 아스타잔틴은 베타카로틴 같은 카로티노이드의 일종이다. 카로티노이드는 워낙 항산화력이 뛰어나지만 아스타잔틴의 항산화력은 그중에서도 특히 강하다.

젊어지고 날씬해지는 맛있는 식사법

이 아스타잔틴을 효율적으로 듬뿍 섭취할 수 있는 것이 바로 연어이다. 연어를 구입할 때는 색깔을 잘 확인해야 한다. 아스타잔틴은 붉은색이 진할수록 풍부하다. 분홍색보다 주황색이나 붉은색 연어가 더 효과적이다.

이시카리나베의 주인공은 연어와 쑥갓이다. 쑥갓에는 베타카로틴이 풍부하다. 베타카로틴도 항산화 작용이 뛰어난 항노화 성분이다.

쑥갓은 베타카로틴이 많은 식품 중에서도 단연코 풍부한 함유량을 자랑한다. 게다가 철분의 함유량도 많다. 철분은 활성산소를 없애주는 효소의 재료로서 기미와 주름을 물리쳐준다.

전골에 함께 넣는 두부와 된장에는 콩 사포닌이 풍부하다. 콩 사포닌은 고기를 많이 먹었을 때 생기는 노화 물질과 과산화지질을 분해하는 항노화 성분이다.

여기에 대파, 무, 당근, 표고버섯 등 좋아하는 야채와 버섯류를 추가하는 것도 좋다. 야채와 버섯류는 가열할수록 부피가 줄어들기 때문에 많이 먹을 수 있다. 항노화의 필수 영양소인 비타민과 미네랄, 식이섬유가 많은 식품이므로 충분히 섭취하자.

이시카리나베의 '항노화 효과'는 다음과 같다.

최고의 항노화 전골은 '이시카리나베'

연어는 항산화력이 우수!
아스타잔틴은
붉은색 연어에 풍부

이시카리나베

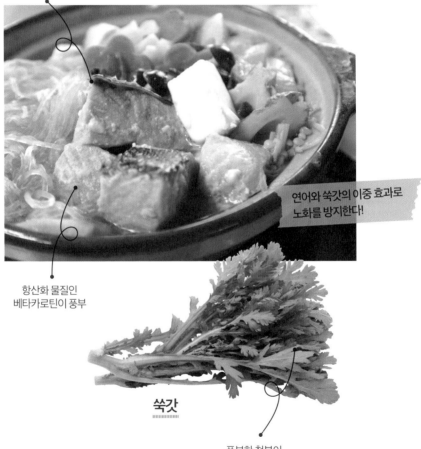

연어와 쑥갓의 이중 효과로
노화를 방지한다!

항산화 물질인
베타카로틴이 풍부

쑥갓

풍부한 철분이
활성산소를 분해한다!

첫째, 연어와 쑥갓에 들어 있는 강력한 항산화력으로 몸의 '항노화 능력'이 향상된다.

둘째, 철분을 풍부하게 섭취함으로써 활성산소 분해력이 강해진다.

셋째, 두부, 야채, 버섯은 칼로리가 낮아서 실컷 먹어도 살찌지 않는다.

항노화 효과를 강화하려면 연어와 쑥갓을 넉넉히 넣는 것이 좋다. 4인분 기준으로 연어는 4토막(1토막은 80g) 이상, 쑥갓은 한 다발 넣는다. 거기에 야채와 두부, 버섯류를 넣고 된장을 풀어 완성한다. 더욱 강력한 항노화 파워를 원한다면 '완성된 전골에 버터를 1큰술' 넣자. 아스타잔틴과 베타카로틴은 기름에 녹았을 때 더욱 흡수율이 높아진다. 따라서 버터를 넣으면 연어와 쑥갓의 항노화 성분을 알뜰하게 섭취할 수 있다.

쑥갓은 일반 전골에 넣는 양보다 많이 넣는다. 버터를 넣으면 쑥갓의 향이 부드러워져서 한결 부담 없이 먹을 수 있다. 또한 국물이 진해지면서 요리의 풍미가 더욱 살아난다.

연어와 쑥갓은 말 그대로 먹으면 먹을수록 젊어지는 음식이다.

다른 전골 요리에도 적극 활용해보자.

두부와 시금치를 넣은
된장국으로 노화를 방지

과식과 과음은 노화의 근원이다. 노화를 방지하려면 상식적으로는 피해야 마땅하다. 그런데 나도 모르게 고기나 술을 잔뜩 먹을 때가 있다. 그럴 때 반드시 곁들여야 할 음식이 있다.

바로 '두부, 된장, 시금치'의 조합이다. 이 세 가지 식재는 과음과 과식을 해소해 몸을 젊게 만들어주는 최강의 조합이다.

고기나 술을 많이 먹으면 노화를 앞당기는 '과산화지질'이 체내에 증가한다. 과산화지질이란 쉽게 말해서 '몸 안의 녹'이다. 따라서 그 양이 증가하면 노화가 급속도로 빨라진다. 과식과 과음이 노화의 원인이라 불리는 것도 그 때문이다.

그런데 '두부, 된장, 시금치'의 조합은 어째서 항노화 효과가 있는 걸까? 두부와 된장에는 과산화지질의 증가를 억제하고 분해하는 '콩 사포닌'이 풍부하기 때문이다.

콩 사포닌은 고기를 많이 먹었을 때 증가하는 콜레스테롤과 중성지방을 줄여주고, 과음으로 인한 간 손상을 억제함으로써 노화를 방지한다. 또한 지방 대사를 촉진하는 역할도 한다. 다이어트 효과까지 있는 셈이다.

시금치는 피부를 젊게 만들어주는 베타카로틴이 풍부하다. 베타카로틴은 노화에 대항하는 힘이 매우 강한 항노화 성분이다. 그리고 몸에서 필요로 하면 체내에서 비타민A로 변환된다. 비타민A는 피부 세포의 신진대사를 돕는다.

가장 좋은 섭취법은 이 세 가지 재료로 '두부 시금치 된장국'을 만들어서 한 번에 섭취하는 것이다. 국을 만들어야 된장이 적게 사용돼서 염분의 과다 섭취를 방지할 수 있다.

술을 많이 마시면 알코올의 이뇨 작용으로 수분과 염분이 부족해진다. 이럴 때 된장국을 마시면 쉽게 수분과 염분을 보충할 수 있다. 그리고 식사할 때 국을 먼저 마시면 수분으로 위가 팽창해 불필요한 식욕을 해소할 수 있다.

두부는 칼로리가 매우 낮기 때문에 양껏 섭취해도 된다. 콩 사포닌은 지방의 대사를 촉진하는 성분이므로 많이 먹을수록 다이어트가 된다.

　두부와 시금치 외에도 유바(두유를 끓였을 때 생기는 얇은 막을 걷어서 말린 식품-옮긴이)를 첨가하면 베타카로틴의 흡수율이 높아진다. 베타카로틴은 기름과 함께 섭취할 때 더욱 효율적으로 몸에 흡수되기 때문이다.

　또한 그 기름 성분이 들어감으로써 음식의 풍미가 살아난다. 섭취량은 2인분을 기준으로 시금치 반 단, 유바 반 장 정도가 적당하다. 육수는 인스턴트 제품을 사용해도 관계없다.

　두부 된장국과 시금치 무침으로 만들어 먹어도 효과는 같다. 섭취 시간대는 '저녁'이 좋다. 다만 과음과 과식을 해소한다는 측면에서는 '다음 날 아침'에 먹는 것도 괜찮다.

　한 가지 주의할 점은 시중에 판매하는 인스턴트 된장국은 피해야 한다는 점이다. 건더기 양은 적고 염분은 너무 많기 때문이다. 되도록 집에서 만들어 먹자.

　시금치는 냉동식품을 사용해도 된다. 시금치가 없을 때는 쑥갓이나 고마쓰나(주로 겨울 국거리에 쓰이며 칼륨이 풍부한 채소-옮긴이)를 넣어도 동일한 효과를 볼 수 있다.

젊어지고 날씬해지는 맛있는 식사법

피부 보습과 다이어트에 효과적인 '맛있는 간'

'전신이 젊어지는' 마법의 식품이 있다. 다름 아닌 간이다. 간은 피부의 보습 성분을 늘려주고 다이어트에도 탁월한 기적의 식재이다. 하지만 특유의 냄새와 퍼석퍼석한 식감 때문에 여성들은 싫어하는 경우가 많다.

그래도 눈 딱 감고 한번 도전해보자. 충분히 그럴 만한 가치가 있다. 간은 그만큼 '항노화 파워'가 뛰어난 음식이기 때문이다.

간을 좀 더 맛있게, 많이 먹을 수 있는 레시피를 소개한다. 이 음식으로 한층 강력한 항노화 파워와 다이어트 효과를 얻을 수 있다. 그 요리는 간과 마늘을 볶아서 만드는 '간 올리브 오일 볶음'이다.

간은 '철분'이 풍부하기로 유명하다. 그리고 흡수율이 좋은 헴철이 많아서, 여성에게 결핍되기 쉬운 철분을 보충할 수 있다. 철분은 피부의 보습 성분인 '콜라겐'의 재료이며, 콜라겐이 풍부하면 기미와 처짐을 방지할 수 있다. 반대로 철분이 결핍되면 기미가 잘생긴다. 철분이 피부의 항노화에 중요한 이유이다.

간은 탄수화물을 분해해서 살찌지 않게 하는 비타민B1과, 지방을 연소시키는 비타민B2가 풍부한 다이어트 식품이기도 하다.

올리브 오일은 '항노화 비타민'이라 불리는 비타민E가 풍부해서 혈액과 혈관을 젊게 만들어준다. 올리브 오일의 특징은 향에 있다. 그 향이 간의 잡내를 잡아 풍미 가득한 맛으로 완성시킨다. 오일은 올리브를 압착해서 여과한 엑스트라 버진 올리브 오일을 추천한다. 올리브의 영양분과 향이 그대로 살아 있기 때문이다.

간의 잡내를 잡아주는 또 다른 재료는 마늘이다. 마늘의 냄새 성분이 간에 들어 있는 비타민B1의 작용을 활성화한다.

요리를 할 때는 먼저 냄새의 원인인 핏덩어리를 칼끝으로 제거한 후 우유에 담가(약 5분) 피를 뺀다. 우유는 간에 함유된 비타민류가 새어 나가는 것을 막아주기 때문에 물보다 더 효과적이다. 이 정도만 해도 냄새는 충분히 제거된다.

어느 정도 핏기가 가시면 간을 건져서 키친타월로 수분을 제거한다. 프라이팬에 올리브 오일을 두르고 얇게 저민 마늘을 넣은 후 중불에 볶는다. 마늘 향이 퍼지면 간을 넣어 앞뒤로 천천히 구운 후 소금·후추로 간을 맞춰 완성한다.

섭취량은 1인분을 기준으로 간 80g, 마늘 반 쪽~1쪽, 올리브 오일 1큰술이 적당하다.

섭취 횟수는 1~2주에 한 번 정도가 좋다. 간은 항노화에 효과적인 영양소가 농축되어 있는 식재이다. 따라서 자주 먹지 않아도 충분히 효과를 볼 수 있다.

올리브 오일은 직사광선이 차단되는 녹색이나 검은색 용기의 제품을 구입한다. 빛이 닿으면 기름이 산화되어 올리브 오일의 장점이 사라진다. 사용 후에는 찬장 등 어두운 곳에 보관하자.

먹을수록
날씬해지는
다이어트 식사법

2

버섯을 먹으면 먹을수록
배가 날씬해진다!

먹으면 먹을수록 배가 날씬해지는 꿈의 식재가 있다. 바로 버섯이다. 대부분의 버섯은 통째로 먹을 수 있다는 매우 큰 장점이 있다. 버섯을 맛있게 먹기만 해도 볼록 나온 배가 쏙 들어가는 것이다.

들기만 해도 치가 떨리는 중년 비만이라는 말이 있다. 대체 왜 나이를 먹으면 배가 나오는 걸까?

'기초대사 저하로 섭취한 음식물이 충분히 소비되지 않아서.'

'성장호르몬 감소로 지방을 연소하는 능력이 떨어져서.'

이 두 가지가 중년 비만의 가장 큰 원인일 것이다. 결국은 나이가 들수록 살찌기 쉬운 체질로 변한다는 뜻이므로 대책을 세워야 한다.

가장 쉬운 방법은 버섯을 맛있게 먹는 것이다. 이렇게 단순한 방법으로도 살찌지 않는 젊은 몸을 되찾을 수 있다.

버섯류는 한 팩(평균 100g)당 약 20kcal로 칼로리가 매우 낮다. 칼로리 걱정 없이 마음껏 먹을 수 있으니 얼마나 고마운 식품인가. 다이어트 효과가 없을 리 없다.

또한 식이섬유도 풍부하다. 버섯으로 섭취한 식이섬유가 장에 가득 차면 장내 환경이 훨씬 개선된다. 식이섬유는 변비를 직접적으로 개선, 해소하는 데 도움이 된다. 사실 변비는 유해균이 너무 많아서 생기기도 한다. 버섯의 식이섬유로 유익균과 유용균을 충분히 공급하면 깨끗한 장을 유지할 수 있다.

장내에 유익균이 늘어나면 대사가 활발해져서 다이어트에도 더욱 효과적이다. 변비가 해소되고 대사 능력이 개선되어 배가 점점 들어가는 것이다.

최근 버섯 특유의 성분인 '버섯키토산'이 화제를 모으고 있다.

버섯키토산은 지방의 흡수를 억제하고 배출은 촉진한다. 버섯류

맛있게 먹고 편하게 뺀다!

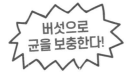

버섯으로
균을 보충한다!

버섯의 항노화 성분

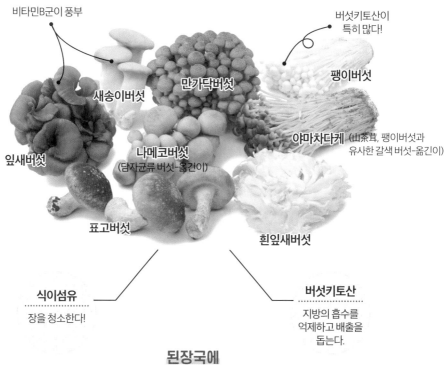

비타민B군이 풍부

버섯키토산이
특히 많다!

새송이버섯

만가닥버섯

팽이버섯

야마차다케 (山茶茸, 팽이버섯과
유사한 갈색 버섯-옮긴이)

잎새버섯

나메코버섯
(담자균류 버섯-옮긴이)

표고버섯

흰잎새버섯

식이섬유
장을 청소한다!

버섯키토산
지방의 흡수를
억제하고 배출을
돕는다.

된장국에
여러 가지 버섯을 넣어보자!

중에서도 팽이버섯에 풍부하다.

새송이버섯과 잎새버섯은 비타민B군이 풍부하다. 비타민B군은 탄수화물, 단백질, 지방의 대사를 도와 불필요한 지방이 체내에 쌓이는 것을 막아준다. 다이어트와 항노화에 효과적인 성분이다. 비타민B군이 결핍되면 살이 잘 찌고 만성 피로와 같은 노화 증상이 나타난다.

버섯류는 된장국으로 먹는 것을 추천한다.

된장에는 '누룩균'이 들어 있고, 버섯은 종류별로 전부 다른 균이 들어 있다. 따라서 여러 가지 균을 섞어서 먹으면 더욱 효과적이다. 만가닥버섯, 표고버섯 등 다양한 버섯으로 된장국을 만들어 충분히 섭취하자.

밥을 먹을 때 된장국을 먼저 먹는 것이 좋다. 된장국의 수분으로 금세 배가 불러 포만감을 느낄 수 있기 때문이다. 또한 식이섬유가 풍부해서 포만감이 오래 지속되고 불필요한 식욕이 억제된다.

입으로 들어간 균은 장에서 3일 만에 죽어 대변으로 배출된다. 따라서 가급적이면 매일, 여의치 않으면 3일에 한 번은 버섯류 식품을 먹는 것이 좋다.

배 둘레의 지방은
'미역국'으로 정리한다!

'불룩한 아랫배'를 집어넣고 싶다면 '미역국'을 추천한다.

미역에 들어 있는 '푸코잔틴fucoxanthin'은 지방을 연소시키는 성분이기 때문이다.

남녀를 불문하고 40세가 넘으면 배 둘레에 지방이 붙기 시작한다. 20대나 30대 초반과는 달리 40대부터 기초대사가 서서히 떨어지기 때문에 아무 생각 없이 먹으면 먹은 만큼 지방이 생기는 슬픈 변화가 나타나는 것이다. 따라서 40대 이상은 먹을수록 젊어지고 다이어트 효과도 있는 미역국을 열심히 먹자.

미역은 뛰어난 저칼로리 해조류로서 살이 전혀 찌지 않는다. 또한 수용성 식이섬유가 풍부해서 영양소를 천천히 흡수하고 그 결과 혈당 상승이 완만해져서 당뇨병이 예방된다.

그 밖에 혈압 상승을 방지하여 고혈압을, 콜레스테롤 흡수를 억제하여 동맥경화를 예방한다.

그리고 최근 주목받고 있는 '푸코잔틴'이 풍부하다. 생미역과 건조미역 어느 것이나 마찬가지다. 푸코잔틴은 지방 세포의 지방을 체온으로써 연소하여 발산시키므로 미역을 많이 섭취하면 배 둘레에 쌓인 지방을 정리할 수 있다.

미역은 국으로 먹는 것이 효과적이며 그 이유는 두 가지이다.

1. 많이 먹을 수 있다.

2. 충분한 수분을 섭취할 수 있다.

식사할 때 국을 먼저 마시면 수분으로 위가 팽창하여 밥을 적게 먹어도 포만감을 느낄 수 있다. 또한 위에 들어온 수분은 식욕 증진 호르몬의 분비를 억제하여 불필요한 식욕을 방지한다. 미역국은 국물보다 미역을 많이 먹어야 효과가 크다.

2장 먹을수록 날씬해지는 다이어트 식사법

만드는 방법은 다음과 같다.

미역 2인분(염장 50g, 건조는 5g)을 물에 불려 한입 크기로 자른다. 흰 파 2분의 1대를 어슷썰기 하고 생강 한 조각(약 20g)을 저민다.

냄비에 참기름 2큰술을 넣고 열이 오르면 파와 생강을 볶는다.

향이 퍼지면 미역을 넣고 녹색을 띨 때까지 볶다가 물 2컵(400cc)과 중화 분말육수 1큰술을 넣고 팔팔 끓인다. 후추를 뿌려 완성한다.

후추의 매운맛 덕분에 소금을 넣지 않아도 맛있게 완성된다. 소금을 꼭 넣고 싶다면 아주 조금만 넣자. 염분은 혈관의 항노화와 상극이기 때문이다.

인스턴트 미역국은 맛있는 대신 염분이 많다. 물을 넣어 농도를 조절하고서 국물을 전부 마셔버리면 결국 염분을 모두 섭취하는 것과 같아진다. 물은 설명서에 적힌 양의 1.2배를 넣고 먹을 때 3분의 1을 남기자.

된장국으로 만들어 먹어도 관계없지만 미역의 양은 동일하게 한다. 된장은 염분이 많으므로 최대한 적게 쓰는 것이 좋다. 사 먹는 된장국에는 미역이 너무 적다. 인스턴트 미역국은 미역의 양도 적

불필요한 지방은 미역국으로 제거한다

미역의 항노화 성분

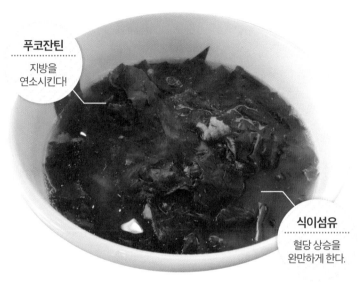

푸코잔틴
지방을
연소시킨다!

식이섬유
혈당 상승을
완만하게 한다.

미역국

이렇게 먹자!

- 미역(염장 50g, 건조는 5g)을 물에 불려 한 입 크기로 자른다.
- 흰 파(2분의 1대)는 어슷썰기 하고 생강(약 20g)은 저며서 냄비에 볶는다(참기름 2큰술).
- 미역, 물(400cc), 중화 분말육수(1큰술)를 넣고 팔팔 끓이다 후추로 간을 하면 완성!(2인분)

을 뿐 아니라 염분이 많다.

생강과 후추를 넣으면 매운맛 덕분에 염분이 적어도 맛있게 먹을 수 있으니 꼭 집에서 만들어 섭취하자.

소 등심 구이를 먹고
'등의 군살'을 뺀다!

보통 사람의 뒷모습을 보면 나이가 드러난다. 중년을 넘기면서 나이를 먹을수록 등에 군살이 붙기 때문이다. '나이는 뒷모습으로 나타난다'고 해도 과언이 아니다.

어째서 등에 군살이 붙는 걸까? 어쩌면 노화에 따른 자연스러운 변화일 수도 있다. 20대에는 소위 젖살이라는 이름으로 얼굴에 붙었다가 30세가 넘으면 배 둘레와 팔뚝 부위로 지방이 옮겨 간다. 그리고 40세가 넘으면 마침내 등으로 옮겨 오는 것이다.

그렇다면 뒷모습은 물론 전체적으로 외모가 젊은 사람의 공통점은 무엇일까? 뜻밖에도 '고기를 잘 먹는다'는 점이다.

'고기를 먹으면 살찐다'라고 생각하는 사람이 굉장히 많다. 하지만 전혀 그렇지 않다. 고기를 먹는 방법에 따라 피부와 몸매의 젊음을 되찾을 수 있다. 가장 추천하는 것은 소고기이다. 소고기에는 '항노화'와 '다이어트'에 효과적인 영양 성분이 풍부하기 때문이다.

그리고 고기 마니아라면 기뻐할 만한 소식이 있다. 소고기의 항노화와 다이어트 효과를 극대화하는 섭취법이 '구이'라는 사실이다. 고기 마니아라면 구이를 안 먹고는 못 배기지 않을까. 간단하게 등심을 살짝 구워서 먹기만 해도 위와 같은 효과를 얻을 수 있다.

앞에서 언급했듯이 한우나 등급이 높은 소고기는 지방과 콜레스테롤이 너무 많다. 오히려 항노화에는 '일반 등급', '수입 소', '저렴한' 소고기가 더욱 효과적이다.

그리고 칼로리 제한을 위해 소스보다 소금에 찍어 먹는 것이 좋다. 밖에서 먹을 때는 2접시(1접시에 80g), 집에서 먹을 때는 150~200g이 적당하다.

소고기에는 지방을 연소시키는 성분이 풍부하다. 소고기에 들어 있는 L-카르니틴이라는 물질은 지방의 대사를 촉진하여 지방을 효율적으로 연소시킨다.

즉, L-카르니틴에 의해 중성 지방과 지방이 연소되어 체지방이 쌓이지 않으므로 다이어트 효과가 생기는 것이다. 또한 콜레스테롤의 증가를 억제하고 콜레스테롤이 혈관 벽에 침착하는 것을 방지한다. 혈액과 혈관의 젊음도 되찾아주는 효과까지 있는 것이다.

소고기는 뛰어난 단백질원이다. 단백질은 전신의 세포를 만드는 데 가장 중요한 재료이다.

소고기를 잘 챙겨 먹는 사람과 그러지 않는 사람은 40대부터 외모와 체력에 큰 차이가 생긴다는 점을 명심하자.

소고기는 비타민B군이 풍부하다. 비타민B군은 신진대사를 활성화하여 우리 몸을 젊게 만들어준다. 결핍되면 순간적인 피로감이나 만성 피로, 두통과 현기증이 나타나기도 한다.

소고기 덮밥은 우리에게 가장 익숙한 소고기 요리일 것이다. 그러나 여기에 사용되는 고기는 안심이라서 지방을 과다 섭취하게 될 뿐 아니라 밥의 양도 많다. 따라서 소고기는 반드시 등심 부위로 섭취할 것을 권장한다.

'잘록한 허리!'로 만드는
생강 오일 식사법!

모델처럼 잘록한 허리를 원한다면 요리를 할 때 '생강 오일'을 사용해보자. 생강 오일은 일반 식단을 '다이어트 식단'으로 바꿔주는 마법의 조미료이다.

'젊었을 때는 잘록했는데 통짜 허리가 돼버렸네.'

30대 후반이 되면 이런 고민을 하는 사람이 많아진다. 사실 체형의 변화는 자연스러운 현상이다. 나이를 먹으면 몸에 지방이 붙기 마련이며, 특히 배 둘레에 집중된다. 이 배 둘레의 지방을 연소시키면 잘록한 허리를 되찾을 수 있다.

이때 지방 연소 효과가 뛰어난 '생강 오일'을 요리에 사용한다. 생강 오일의 재료는 '생강+엑스트라 버진 올리브 오일'이다. 껍질 째 저민 생강을 엑스트라 버진 올리브 오일로 볶아서 만드는, 저장 가능한 조미료이다.

생강의 매운맛 성분인 '진저론'이 에너지 대사를 활성화하고 몸에 축적된 지방을 연소시킨다.

진저론은 생강을 가열할수록 더욱 증가한다. 이때 '쇼가올'이라는 매운맛 성분도 함께 증가하면서 혈액 순환이 개선되고 대사가 활발해진다. 쇼가올에는 항산화 효과와, 기미와 노화를 방지하는 항노화 효과가 있다.

생강 오일은 생강이 듬뿍 들어가는 만큼 매운맛이 강하기 때문에 소금을 덜 쓰게 되는 효과도 있다. 짠 음식을 많이 먹어서 몸이 잘 붓는 사람도 생강 오일을 사용하면 부기를 가라앉힐 수 있다.

만드는 방법은 다음과 같다.

생강 100g을 껍질째 깨끗이 씻어서 물기를 제거한 후 칼로 저민다. 편수 냄비에 엑스트라 버진 올리브 오일을 100g 두르고 중불로 가열한다.

날씬해지는 기름-생강 오일!

생강 오일 만들기

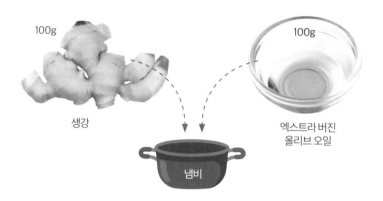

100g
생강

100g
엑스트라 버진
올리브 오일

냄비

생강 오일

① 엑스트라 버진 올리브 오일을 중불로 가열한다.
② 작은 거품이 일어나면 저민 생강을 넣는다.
③ 1분 동안 젓가락으로 저으며 끓인다.
④ 병에 담아 식힌 후 냉장고에 보관한다.

생강 오일의 효능

· 지방을 연소시킨다.
· 기미와 노화를 방지한다.
· 볶음 요리에 사용하면 효과 만점!

냄비 가장자리에 작은 거품이 일어나면 물에 적셨다가 닦아낸 요리용 젓가락을 집어넣는다. 젓가락 끝에서 작은 거품이 나면 저민 생강을 넣는다(기름이 튈 수 있으므로 주의).

1분 동안 젓가락으로 저으며 끓이다가 불을 끈다.

유리병에 담고 완전히 식으면 뚜껑을 닫아 냉장고에 보관한다. 일주일 동안 보관 가능하다.

생강 오일은 드레싱으로 쓰기에는 너무 맵다. 더구나 가열하면서 진저론이 증가한 상태이기 때문에 볶음 요리를 할 때 사용하는 것이 다이어트에 훨씬 효과적이다.

1인분을 기준으로 생강 오일 2작은술을 두르고 고기나 야채를 볶으면 어떤 재료든 생강의 지방 연소 효과를 섭취할 수 있는 요리로 변신한다.

생강 오일은 생강에 비해 오일의 양이 매우 적다. 볶음용 기름이 부족해질 경우, 서양 요리에는 엑스트라 버진 올리브 오일, 중국 요리에는 카놀라유나 참기름을 넣는다.

생강 오일로 만든 음식을 하루에 한 가지씩 꾸준히 먹으면 체중 감소, 내장지방 감소, 체지방 감소 효과를 기대할 수 있다.

과음과 과식은
'풋콩'으로 날려버리자!

전날 밤 과식이나 과음을 했다면 그날 저녁에는 풋콩을 섭취하자. 전날의 과식과 과음을 해소할 수 있다.

풋콩은 술을 많이 마신 날, 깔끔하게 뒤처리를 해주는 슈퍼 푸드이다. 과음한 것을 후회하며 처져 있지 말고 풋콩으로 몸을 상쾌하게 만들자. 과식이나 과음을 했지만 운동도 싫고 식사량을 줄이는 것도 싫은 사람에게는 구세주나 다름없는 음식이 풋콩이다.

풋콩은 과식과 과음에 어떤 영향을 미치는 걸까? 풋콩은 사실 '덜 숙성된 콩'으로, 어엿한 야채지만 단독 품종은 아니며 콩으로 숙성되기 직전의 부드러운 콩을 가리킨다.

즉, 풋콩은 콩의 영양소와 야채의 영양소를 골고루 갖춘 놀라운 식재이다. 탄수화물을 분해하는 비타민B1, 지방을 연소시키는 비타민B2가 풍부하다.

술을 많이 마시다 보면 자연히 안주의 양도 늘어 과식하기 마련이다. 게다가 안주는 탕 종류와 고기류, 감자튀김 등 '탄수화물+지방'이 이중으로 들어 있어 쉽게 살찌는 요리가 대부분이다.

이때 풋콩은 탄수화물과 지방의 대사를 동시에 촉진해 몸의 에너지원으로 바꾸는 역할을 한다. 풋콩을 먹음으로써 불필요한 탄수화물과 지방이 연소되어 몸이 슬림해지는 것이다.

디저트류에도 탄수화물과 지방이 많다. 서양식 디저트는 탄수화물과 지방의 함량이 모두 높다. 아이스크림도 맛이 진한 제품은 사이즈에 관계없이 탄수화물과 지방이 많다. 따라서 풋콩으로 비타민B1과 비타민B2를 섭취해 지방이 쌓이지 않는 젊은 몸을 만들자.

풋콩의 제철은 여름에서 초가을까지이다. 짙은 녹색에 알이 꽉 차 있는 것을 구입하자. 식사할 때 풋콩을 먼저 먹으면 풍부한 식이섬유 덕분에 다이어트 효과를 볼 수 있다. 식이섬유는 식사의 포만감을 오래 유지시킨다. 즉, 풋콩이 과식을 방지하고 불필요한 식욕을 억제해주는 것이다.

과식과 과음에는 '풋콩이 효과 만점'!

풋콩의 항노화 성분

풋콩

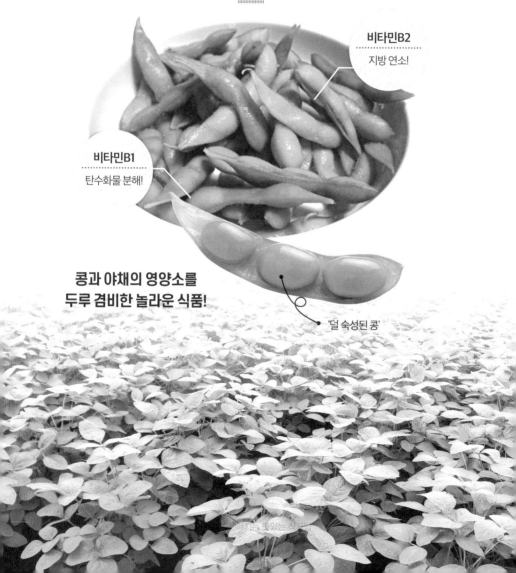

비타민B2
지방 연소!

비타민B1
탄수화물 분해!

콩과 야채의 영양소를
두루 겸비한 놀라운 식품!

'덜 숙성된 콩'

풋콩은 비만에 따른 노화에 제동을 거는 훌륭한 항노화 야채이다.

냉동 풋콩도 영양소는 똑같이 들어 있으므로 제철이 아닐 때는 냉동 제품으로 대신해도 된다. 섭취량은 한 번에 한 줌 정도가 적당하다. 과음이나 과식을 했을 때는 잊지 말고 챙겨 먹자.

몸과 얼굴의 '부종'에는
오이가 효과적이다!

몸의 부종을 가라앉히는 최고의 야채가 있다. 바로 '오이'이다.
오이로 부기를 가라앉혀 날씬한 몸매를 되찾자.

우리 몸에 부종을 일으키는 원인은 두 가지이다.

첫째, 피로이다. 장시간 서서 일하면 혈액이나 림프액이 정체되
어 다리가 붓는다.

둘째, 염분의 과다 섭취이다. 간이 센 메뉴나 절임류, 감자칩처
럼 짭짤한 음식을 먹었을 때 부종이 생긴다.

피로가 원인일 때는 간단한 스트레칭과 숙면으로 하루 만에 부

종을 해소할 수 있다. 하지만 염분을 과다 섭취한 경우에는 부종이 쉽게 가라앉지 않는다.

염분의 정체는 나트륨이다. 나트륨은 칼륨과 함께 몸 안의 수분을 조절한다. 그런데 염분이 지나친 음식을 먹으면 혈액을 비롯한 체액의 나트륨 농도가 치솟는다. 그 결과 불필요한 수분이 몸에 쌓여 부종이 생기는 것이다.

칼륨은 체내의 잉여 나트륨을 밖으로 배출한다. 따라서 칼륨을 충분히 섭취하면 부종이 해소된다. 이 칼륨이 가득 들어 있는 야채가 바로 오이이다. 그런데 생야채에 풍부한 칼륨은 찌거나 데치면 국물 상태로 절반 이상이 사라진다.

오이는 주로 생으로 먹기 때문에 부종을 해결하는 데 안성맞춤이다. 몸이 부었을 때는 오이를 스틱 형태로 잘라 그대로 섭취하자. 생오이를 먹기가 힘들면 이탈리안 드레싱, 프렌치드레싱, 참깨 드레싱을 곁들인다. 이 세 가지는 비교적 염분이 적다.

단 마요네즈, 일본풍이나 중국풍 드레싱은 권하지 않는다. 마요네즈는 지방을 과다 섭취할 우려가 있고, 일본풍이나 중국풍 드레싱은 염분이 많다. 나트륨을 배출하기 위해 오이를 먹는 것인데 드레싱으로 염분(나트륨)을 섭취하면 몸이 다시 붓게 된다. 따라서 절임이나 피클로 만든 오이는 피하기 바란다.

오이는 수분이 95%를 차지하는 저칼로리 식품이다. 따라서 많이 먹어도 문제 되지 않으니 부종이 걱정될 때는 한 개를 통째로 섭취하자. 하지만 계속해서 부종이 가라앉지 않는다면 다른 질환 때문일 수도 있다. 그럴 때는 반드시 병원 검진을 통해 정확한 원인을 찾자.

돼지고기 양파 볶음으로
'갱년기 비만'을 예방

'갱년기 비만'을 예방하는 요리가 있다. 바로 '돼지고기 양파 볶음'이다.

갱년기 비만이란 갱년기에 찾아오는 특유의 비만을 말한다. 돼지고기와 양파는 갱년기 비만을 물리치고 혈액의 다이어트, 즉 콜레스테롤을 떨어뜨리는 황금 콤비이다.

왜 갱년기에는 살이 잘 찌는 걸까? 이른바 여성 호르몬이 감소하기 때문이다. 여성 호르몬에는 지방을 분해하는 작용이 있어서, 이 호르몬이 감소하면 몸에 지방이 잘 붙게 되는 것이다.

갱년기에는 툭하면 짜증을 내거나 스트레스가 심해지는 증상이

75

나타난다. 이 스트레스를 해소하기 위해 자기도 모르게 폭식을 하게 된다.

이 두 가지 이유로 여성이 갱년기에 살이 잘 찌는 것이다.

돼지고기 양파 볶음은 돼지 등심과 양파를 볶으면 되는 매우 간단한 요리다.

갱년기에 과식하기 쉬운 식재는 밥, 면류, 과일, 디저트 등 '살이 잘 찌는 탄수화물'에 집중돼 있다. 게다가 스트레스 등으로 짜증이 나 있는 상태이기 때문에 섭취량과 횟수를 제어하지 못하게 된다.

탄수화물은 몸에 필요한 성분이지만 지나치게 섭취하면 체내에서 지방으로 변환되어 배 둘레에 쌓인다. 그래서 비타민B1이 풍부한 돼지고기를 먹어야 한다. 비타민B1은 탄수화물을 분해해서 연소시키는 데 매우 효과적인 영양소이다. 또한 피로 해소 효과도 탁월해서 쉽게 지치는 갱년기에 안성맞춤이다.

비타민B1은 특히 등심과 뒷다리 살에 풍부하다. 삼겹살과 다진 고기는 지방과 콜레스테롤이 많으므로 피하는 것이 좋다. 돼지고기에 풍부한 단백질은 식사에서 섭취한 칼로리를 체온으로 발산시키는 효과가 있다.

양파에는 자극적인 냄새 성분인 '유화아릴'이 풍부하며 이것이

'갱년기 비만'을 예방하는 추천 요리

돼지고기 양파 볶음의 항노화 성분

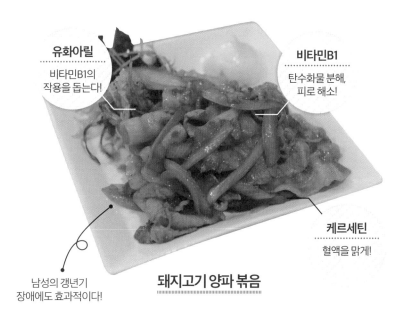

유화아릴
비타민B1의
작용을 돕는다!

비타민B1
탄수화물 분해,
피로 해소!

케르세틴
혈액을 맑게!

남성의 갱년기
장애에도 효과적이다!

돼지고기 양파 볶음

만드는 방법

· 양파 채를 볶다가 돼지고기를 넣고 푹 익을 때까지 볶으면 완성!
· 간장이나 소금으로 간을 하면 더욱 맛있다!

비타민B1의 효과를 극대화한다. 또한 폴리페놀의 일종인 케르세틴quercetin이 풍부해서 혈액을 맑게 해주는 효과도 있다.

갱년기에는 여성 호르몬의 불균형으로 인해 신체의 부조화 상태에 빠지게 된다. 그 때문에 혈액이 응고되는 '고콜레스테롤 혈증'이 생긴다. 따라서 케르세틴을 충분히 섭취해야 한다. 연구에 따르면 양파는 남성 호르몬을 강화하는 효과도 있다.

'돼지고기 양파 볶음'은 갱년기 장애를 겪는 남녀 모두에게 효과적인 요리이다.

섭취량은 2인분을 기준으로 얇게 썬 돼지고기 등심 약 160g, 양파 한 개 반이 적당하다. 양파가 고기보다 조금 더 많이 들어간다.

양파 채를 먼저 볶다가 어느 정도 익었을 때 돼지고기를 넣고 완전히 익을 때까지 볶는다. 마지막에 간장이나 소금으로 간을 맞춘다. 양파는 가열하면 숨이 죽는 것을 감안하여 돼지고기의 1.5배 넣는다.

3장

기미·주름을 잡는 초간단 레시피!

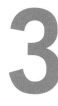

3

하루 방울토마토 5개로
단숨에 피부가 젊어진다

기미 하나 없는 피부로 거듭나는 비결이 있다. 매일 방울토마토를 먹는 것이다. 이처럼 간단한 방법으로 기미 없는 젊은 피부를 되찾을 수 있다.

기미는 왜 생기는 걸까? 몸이 자외선에 노출되면 체내에서 활성산소가 발생하기 때문이다. 바로 이 활성산소가 기미의 주범이다.

기미란 검은색을 만들어내는 멜라닌 색소가 활성산소에 의해 침착된 상태를 말한다. 따라서 기미를 없애려면 체내의 활성산소를 없애는 '항산화력'을 높여야 한다. 특히 30대에 들어서면 활성산소를 제거하는 능력이 현저히 떨어지기 때문에 관리에 더욱 신경을 써야 한다.

토마토는 항산화력이 매우 강한 식품이다. 그 비밀은 토마토의 붉은색 색소 리코펜lycopene에 있다.

리코펜은 그 어떤 식품 성분보다도 월등한 항산화력을 자랑한다. 리코펜은 활성산소와 싸워 기미를 제거하고 새로운 기미가 생기는 것을 억제한다. 또한 활성산소에 의한 노화를 차단하는 효과도 있다.

토마토는 모든 식품을 통틀어 리코펜을 가장 효율적으로 섭취할 수 있는 식품이다. 리코펜은 활성산소로부터 우리 몸을 지키는 힘이 매우 강력한 성분이다. 항산화력이 강한 베타카로틴보다 2배, 비타민E보다 100배나 강하다.

따라서 토마토를 먹으면 먹을수록 젊어진다. 리코펜을 충분히 섭취하려면 새빨갛게 완숙된 토마토가 좋다.

사실 마트에서 파는 대형 토마토는 겉만 빨갛게 보일 뿐, 리코펜 성분이 적다. 오히려 방울토마토에 리코펜이 더 풍부하다. 섭취량은 하루에 5개가 적당하다. 방울토마토로 리코펜을 최대한 섭취하되, 다른 야채와의 영양 균형을 고려한 양이다.

방울토마토는 저녁 식사 때 먹는 것이 가장 좋다. 자외선에 의한

토마토는 먹으면 먹을수록 젊어지는 야채

방울토마토의 항노화 성분

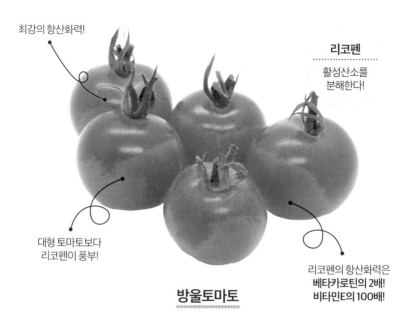

최강의 항산화력!

리코펜

활성산소를
분해한다!

대형 토마토보다
리코펜이 풍부!

방울토마토

리코펜의 항산화력은
베타카로틴의 2배!
비타민E의 100배!

이렇게 먹자!

· 하루에 5개씩 저녁에 먹는다.
· 오일 드레싱을 뿌려 샐러드로 먹는다.

젊어지고 날씬해지는 맛있는 식사법

피부 손상은 그날에 해소해야 하기 때문이다.

대형 토마토를 가공해서 만든 통조림 토마토로도 같은 효과를 볼 수 있다. 가공 토마토는 생토마토보다 색이 더 진해서 리코펜이 풍부하다. 리코펜은 열에 강하기 때문에 통조림으로 만들어도 파괴되지 않는다.

통조림 토마토와 올리브 오일로 토마토 조림이나 수프를 만들어 섭취하면 가장 좋지만 매일 이렇게 먹기는 어렵다. 간단하게 오일 드레싱을 뿌려 샐러드로 만들면 매일 부담 없이 먹을 수 있을 것이다. 오일이 들어가면 리코펜과 베타카로틴이 더욱 잘 흡수된다. 또한 리코펜과 베타카로틴의 항산화력이 동반 상승하여 토마토의 항산화력이 훨씬 강력해진다.

토마토주스와 토마토소스, 케첩, 페이스트 같은 토마토 가공식품은 리코펜 함량이 낮아 추천하지 않는다. 혈중 리코펜 농도는 나이가 들수록 감소한다. 따라서 50대에 들어서면 반드시 오일과 함께 섭취해 흡수율을 높이는 것이 좋다.

‘바지락＋토마토 수프’는
탁월한 ‘기미 제거 수프’

자외선에 대처하는 최고의 방법은 ‘바지락이 듬뿍 들어간 토마토 수프’를 먹는 것이다. 특히 이 요리는 햇살이 강렬한 계절에 효과를 발휘한다.

기미와 점이 생기는 주요 원인은 자외선이다. 자외선에 노출됐을 때 생기는 활성산소가 기미와 점을 만든다. 이를 제거하고 다시 생기지 않도록 억제하려면 ‘항산화력’을 높이는 수밖에 없다.

이번에 소개할 ‘바지락 듬뿍 토마토 수프’는 활성산소에 대항하는 최고의 수프이다. 주재료인 토마토는 항산화력이 강한 리코펜이 풍부하다. 리코펜은 자외선으로 생긴 기미를 제거하는 힘이 그 어떤 성분보다도 강하다.

철분은 활성산소 제거에 필요한 효소를 만드는 성분이며 바지락에 풍부하다. 바지락을 구입할 때는 '껍데기째 파는 생물보다 통조림 바지락'을 추천한다. 통조림 바지락은 살만 발라져 있어서 충분한 철분을 보충할 수 있기 때문이다. 토마토의 리코펜과 바지락의 철분이 이중 효과를 발휘해 기미와 점을 제거하고 다시 생기지 않도록 억제한다.

'바지락 듬뿍 토마토 수프'는 간단한 레시피로 풍부한 영양을 섭취할 수 있는 요리이다.

만드는 방법은 다음과 같다.

냄비에 엑스트라 버진 올리브 오일을 두르고 베이컨 2~3장을 잘게 썰어 넣고 볶는다.

거기에 잘라놓은 통조림 토마토와 통조림 바지락, 물, 콩소메 스톡 1개를 넣고 중불에서 2~3분간 익힌다.

소금 · 후추로 간을 맞춘다.

이 수프의 장점은 크게 두 가지이다.

첫째, 리코펜은 기름에 잘 녹는 성분이라 올리브 오일과 베이컨을 넣으면 더욱 흡수가 잘된다.

둘째, 수프의 특성상 바지락을 듬뿍 섭취할 수 있다.

기미와 점에서 벗어나고 싶다면 이 요리에 도전하여 직접 효과를 확인해보기 바란다.

젊어지고 날씬해지는 맛있는 식사법

'레드와인'은 주름 방지와 피부 탄력에 특효!

'술을 마시면 주름이 생긴다'라는 말을 들어보았을 것이다. 이 말은 사실이다. 알코올의 이뇨 작용으로 체내에 수분이 부족해지면서 피부가 건조해지기 때문이다.

하지만 '레드와인'은 유일하게 주름이 안 생기는 술이다. 게다가 항노화 효과까지 있다. 술은 좋아하지만 주름이 걱정되는 사람에게는 최고의 술이다.

피부에는 촉촉함과 탄력을 유지해주는 세 가지 보습 성분이 있다. 40대에 들어서면 이 성분들이 점점 줄어들면서 주름이 생기기 시작한다. 레드와인은 이 세 가지 보습 성분을 지켜주는 유일한 술이다.

레드와인이 주름을 방지하고 피부의 젊음을 되찾아주는 것은 레스베라트롤resveratrol이라는 항산화 물질 덕분이다. 유일하게 레드와인에만 풍부한 이 붉은색 성분이 항노화의 비결이다.

레스베라트롤의 항노화 효과는 다음과 같다.

첫째, 세 가지 보습 성분을 골고루 유지한다.

둘째, 활성산소가 유발하는 노화에 대항한다.

모두 다른 술에서는 찾아볼 수 없는 항노화 효과이다. 술이 생각날 때는 레드와인을 마셔야 하는 이유가 충분히 설명되었을 거라 생각한다.

술을 즐기는 것이 죄는 아니다. 피부의 항노화라는 측면에서는 술을 즐기며 스트레스를 해소하는 것도 중요하다. 스트레스는 자외선과 마찬가지로 피부 노화를 앞당기는 활성산소를 생성한다.

스트레스 때문에 기미가 생기기도 한다. 게다가 스트레스가 쌓이면 쓸데없는 식욕이 폭발해 살이 찌기도 한다. 평소 스트레스가 많은 사람에게 음주는 좋은 기분 전환이 된다.

회사 생활이나 가사로 인해 짜증과 우울이 계속되면 외모도 늙

술이 생각날 때는 '레드와인'을!

레드와인의 항노화 성분

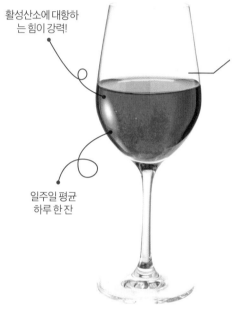

활성산소에 대항하는 힘이 강력!

레스베라트롤
피부의 보습 성분을 유지한다!
노화를 방지한다!

일주일 평균 하루 한 잔

레드와인

고르는 방법

• 레스베라트롤이 풍부한 진한 자주색
• 단맛보다는 떫은맛

어 보이기 마련이다. 그럴수록 항노화에 술의 힘을 빌려보자. 레드 와인으로 기분도 밝아지고 외모의 젊음도 되찾을 수 있을 것이다.

레드와인을 구입할 때는 레스베라트롤이 풍부한 진한 자주색 제품을 고른다. 단맛보다는 당분이 적은 떫은맛이 다이어트에 좋다.

하루 섭취량은 와인 잔으로 한 잔(150~180㎖)이 적당하다. 하지만 술은 마시면 마실수록 더 마시고 싶어지는 법이다. 만약 하루에 세 잔을 마셨다면 이틀 동안은 마시지 않고 일주일 평균 섭취량을 하루 한 잔으로 조절하자.

우엉을 많이 먹으면
장과 피부가 깨끗해진다

먹으면 먹을수록 젊어지는 비결은 '장을 깨끗이 유지'하는 데 있다. 장이 깨끗하면 피부의 보습 성분과 항노화에 필요한 영양소의 합성이 활발해진다. 피부에 수분과 탄력이 생겨서 주름이 사라지는 것이다.

40세 이후부터 주름이 잘 생기는 것은 피부의 보습 성분이 줄어들기 때문이다. 가만히 있어도 주름이 잘 생기는데 장이 깨끗하지 않으면 주름이 생길 수밖에 없다.

40대부터는 깨끗한 장을 위해 식이섬유가 풍부한 '우엉'을 섭취하는 것이 좋다. 우엉은 변비를 해소, 개선하고 불룩한 아랫배를 집어넣는 효과도 있다.

그리고 장이 깨끗해야 하는 것은 장에서 일부 비타민이 합성되기 때문인데, 그중에서도 우엉에 풍부한 비타민B6는 여성 호르몬 합성을 활발하게 해 보습 성분을 증식시킨다. 즉, 장이 깨끗해서 비타민B6가 많아지면 여성 호르몬이 활발하게 합성되어 보습 성분이 증식되는 최고의 '항노화 사이클'이 구축된다.

하지만 장이 더러우면 어떻게 될까? 비타민류가 제대로 만들어지지 않아서 여성 호르몬 합성이 멈춘다. 그러면 피부 보습 성분이 부족해져서 피부가 건조해지고 주름과 피부 트러블이 생긴다. 최악의 '노화 사이클'이 구축되는 것이다. 항상 깨끗한 장을 유지해야 젊음을 유지할 수 있다.

깨끗한 장의 필수 영양소는 식이섬유이다. 식이섬유는 물에 녹는 '수용성 식이섬유'와 물에 녹지 않는 '불용성 식이섬유'로 나뉜다. 불용성 식이섬유는 장내 유용균을 증식시켜 환경을 개선하는 효과가 있다.

우엉은 불용성 식이섬유가 풍부한 식재이다. 그래서 변비에 매우 효과적이다. 불용성 식이섬유는 수분을 흡수하면 수 배에서 수십 배까지 불어난다. 불어난 불용성 식이섬유는 장운동을 촉진한다. 장내의 불필요한 물질을 한 덩어리로 뭉쳐서 몸 밖으로 배출시키는 것이다.

우엉을 먹고 물이나 차를 마시면 변비를 해소할 수 있다. 변비가 해소되면 자연히 불룩했던 아랫배가 쏙 들어가면서 스타일이 훨씬 살아난다. 또한 장내 환경이 개선됨으로써 비타민류가 활발하게 합성되어 항노화 사이클에 점점 가속도가 붙는다.

가장 추천하는 우엉 요리는 우엉 샐러드이다. 우엉 샐러드는 마요네즈로 버무려서 만들기 때문에 지방이 걱정되겠지만 식이섬유를 듬뿍 먹을 수 있다는 이점이 훨씬 크다.

우리에게 익숙한 우엉 요리는 아마도 우엉조림일 것이다. 우엉조림은 짭짤해서 밥을 많이 먹게 되므로 추천하지 않는다. 섭취 시간대는 활동량이 적은 저녁이 좋다. 취침하기 직전이므로 식사량이 많아지지 않도록 주의한다.

우엉은 식이섬유가 풍부해서 자연히 오래 씹게 된다. 덕분에 조금만 먹어도 포만감을 느낄 수 있어 과식이 방지된다. 아무쪼록 꾸준히 섭취하여 우엉 다이어트의 효과를 직접 체험해보자.

작은 얼굴과 피부 탄력에 효과적인 가다랑어

페이스 라인을 날렵하게 만드는 비결은 '가다랑어 다타키'를 먹는 것이다. 가다랑어는 얼굴 처짐을 방지하고 외모의 젊음을 되찾는 데 알맞은 식재이다. 얼굴의 항노화에 필요한 영양소가 풍부하기 때문이다.

40대에 들어서면 얼굴이 처지면서 페이스 라인이 무너진다. 피부의 탄력을 지탱하던 보습 성분이 줄어들기 때문이다. 특히 여성은 '숨은 빈혈(자각되지 않는 철 결핍성 빈혈)'을 겪는 경우가 많은데, 그 영향으로 얼굴이 칙칙해지며 '노안'이 되기도 한다.

날렵한 페이스 라인을 되찾고 싶다면 가다랑어를 섭취하자. 가다랑어는 다이어트 효과도 뛰어나며, 생강이나 마늘을 곁들이면 더욱 강력한 효과를 볼 수 있다.

가다랑어는 피부 세포의 재료인 단백질을 비롯해 여성 호르몬을 합성해서 탄력을 지탱하는 비타민B6, 대사를 촉진하고 피부와 모발, 손톱의 젊음을 지켜주는 아이오딘(요오드), 안색을 밝게 만드는 철분 등 여러 가지 항노화 영양소가 풍부한 식재이다.

특히 단백질 함량은 생선과 육류 중에서도 단연코 높다. 단백질은 식사로 섭취한 칼로리를 체온으로 발산시킨다. 즉, 체내에 칼로리를 저장하지 않기 때문에 다이어트 효과가 있는 것이다.

비타민B6는 여성 호르몬 합성에 꼭 필요한 성분이다. 여성 호르몬은 피부의 탄력을 지탱하는 보습 성분을 만들고, 철분과 협력해 철분 결핍성 빈혈을 예방한다.

철분 결핍성 빈혈은 본인이 자각하지 못하는 사이에 진행되는 경우가 대부분이다. 몸이 늘 나른하거나 피곤하고, 아침에 일어나기 힘든 증상이 나타나기 때문에 본인의 '저질 체력' 탓으로 치부하기 쉽다.

하지만 진짜 이유는 철분 결핍성 빈혈일 수도 있다. 자각 증상이

'가다랑어'로 얼굴 처짐을 방지한다

가다랑어의 항노화 성분

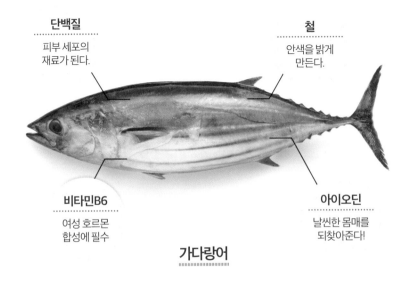

단백질

피부 세포의
재료가 된다.

철

안색을 밝게
만든다.

비타민B6

여성 호르몬
합성에 필수

아이오딘

날씬한 몸매를
되찾아준다!

가다랑어

이렇게 먹자!

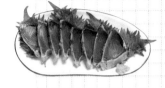

- 가장 추천하는 레시피는 '다타키'.
- 생강이나 마늘을 곁들이면 다이어트에 더욱 효과적!

젊어지고 날씬해지는 맛있는 식사법

없어도 빈혈이 생기면 안색이 칙칙해진다. 거울로 한번 확인해보자. 이럴 때 가다랑어를 섭취하면 빈혈이 개선되고 젊음도 되찾을 수 있다. 가다랑어의 아이오딘은 몸의 대사를 촉진해 살이 잘 빠지는 몸으로 만들어준다. 특히 지방의 연소를 도움으로써 날씬한 몸매를 되찾아주는 효과가 뛰어나다. 또한 대사를 촉진해 피부와 모발, 손톱을 항상 젊게 유지해준다.

가다랑어는 겉만 살짝 익혀 먹는 '다타키'로 조리해 먹는 것이 가장 좋다. 향신료로 곁들이는 생강과 마늘에 다이어트 효과가 있기 때문이다. 생강의 매운맛 성분인 '진저론'은 활성산소에 대항하는 항산화 물질의 일종이다. 이 성분이 노화를 억제하고 젊음을 되찾아준다.

마늘의 냄새 성분인 '알리신'은 탄수화물을 분해하는 비타민B1의 효과를 극대화한다. 탄수화물을 과다 섭취하면 지방으로 변해 배 둘레에 쌓인다. 따라서 가다랑어 다타키를 먹을 때는 반드시 향신료를 곁들여 다이어트 효과를 놓치지 말자.

눈주름을 없애주는
'가지의 항산화력'

웃을 때마다 신경 쓰이는 눈주름은 가지를 껍질째 섭취해 없앨 수 있다. 가지가 주름의 원인인 활성산소를 제거하기 때문이다. 나이가 들면 웃을 때마다 눈꼬리에 잔주름이 생긴다. 그 자체는 자연스러운 현상이지만 주름이 점점 깊어지면 고민이 되기 마련이다.

주름이 생기는 첫 번째 원인은 활성산소이다. 40대에 들어서면 몸의 노화를 재촉하는 활성산소가 조금씩 쌓인다. 피부는 우리 몸에서 활성산소에 가장 취약한 부분이다. 따라서 주름을 예방하려면 '활성산소를 제거'하는 것이 급선무이다.

이때 항산화력과 활성산소 제거 능력이 탁월한 가지를 먹으면

98

도움이 된다. 가지의 항노화 성분은 자주색 색소인 '나스닌nasnin'에 들어 있다. 나스닌은 껍질에 함유되어 있으며 뛰어난 항산화력을 갖추고 있다.

게다가 가지의 약 92%는 수분이다. 찌거나 볶으면 부피가 크게 줄어들어 많은 양을 먹을 수 있다. 나스닌을 충분히 섭취할수록 주름의 원인인 활성산소를 퇴치할 수 있다. 나스닌은 항암 효과도 뛰어나다. 노화는 암의 원인이라는 측면에서도 반드시 섭취해야 할 식품이다. 가지는 한 번에 1~2개씩 섭취하는 것이 좋다. 많다고 생각하지 말고 열심히 챙겨 먹자.

또한 기름과 함께 섭취하면 항산화 작용이 활발해진다. 기름에만 볶는 것도 괜찮지만 육류와 붉은 피망을 추가하면 단백질과 비타민C를 동시에 섭취할 수 있어서 피부의 보습 성분이 더욱 활발하게 합성된다. 보습 성분이 증가하면 자연히 주름은 사라지고 피부의 탄력을 되찾을 수 있다.

나스닌은 껍질에 들어 있는 성분이므로 반드시 껍질째 먹자. 구운 가지는 껍질을 벗겨서 조리하기 때문에 효과가 떨어지고, 절임은 껍질째 먹는 음식이지만 염분이 많으므로 피하는 것이 좋다.

어떤 야채든 절임은 염분이 많다. 과도한 염분은 위에 상처를 입

주름의 원인은 '가지'로 제거한다!

가지의 항노화 성분

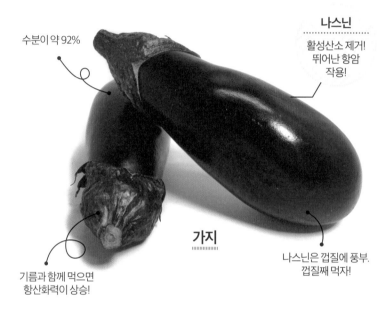

수분이 약 92%

나스닌
활성산소 제거!
뛰어난 항암
작용!

가지

나스닌은 껍질에 풍부.
껍질째 먹자!

기름과 함께 먹으면
항산화력이 상승!

이렇게 먹자!

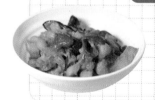

- 고기와 붉은 피망을 넣고 함께 볶는다.
- 단백질과 비타민C의 섭취로 피부의 보습
  성분이 활발하게 합성된다.

젊어지고 날씬해지는 맛있는 식사법

혀 위암을 유발하기도 한다. 위가 늙으면 모처럼 마음먹고 섭취한 항노화 성분이 제대로 흡수되지 않는다. 위의 젊음을 되찾기 원한다면 절임은 되도록 먹지 않는다.

7
얼굴의 탄력을 되찾는
'소고기 피망 볶음'

야채를 싫어하는 고기파도 맛있게 먹을 수 있는 야채 요리가 있다. 바로 처져서 두루뭉술해진 턱 라인과 페이스 라인을 날렵하게 만들어주는 '소고기 피망 볶음'이다.

평소에 야채를 거의 안 먹는 사람에게 특히 추천하는 항노화 요리이다. 소고기 등심과 녹색 피망을 볶아서 만드는 간단한 요리지만 처진 얼굴에 놀라운 효과를 발휘한다.

왜 나이가 들수록 턱 라인과 뺨 주변이 점점 '두루뭉술해지고 처지는' 걸까? 앞에 언급했듯이 40대에 들어서면 얼굴의 보습 성분이

젊어지고 날씬해지는 맛있는 식사법

급격하게 감소하기 때문이다. 피부의 탄력은 보습 성분에 의해 유지된다.

그러므로 식사를 통해 보습 성분을 유지해주면 처짐을 방지할 수 있다. 보습 성분을 만들려면 동물성 단백질과 헴철, 아연이 필요하다. 이 영양소를 고루 갖춘 식재가 바로 소고기이다. '살코기 부분의 등심'으로 불필요한 지방 섭취 없이 철분을 충분히 보충할 수 있다.

소고기에 함유된 콜레스테롤은 세포간 지방로서 피부의 수분을 유지해준다. 아연은 콜라겐 등 피부 탄력을 지탱하는 보습 성분을 만드는 데 꼭 필요하다. 사실 아연이 풍부한 식재는 의외로 적다. 그것을 충분히 섭취할 수 있다는 것만으로도 소고기는 먹을 가치가 있다.

보습 성분을 만드는 데 필요한 녹색 피망은 소고기에 없는 영양소로 가득하다. 먼저 비타민A의 전구체인 베타카로틴이 풍부하다. 베타카로틴은 몸에 저장할 수 있는 영양소이므로 꾸준히 먹어야 좋다. 비타민A도 아연과 더불어 보습 성분을 만드는 필수 성분이다. 베타카로틴은 필요에 따라 비타민A로 변화하며 주름의 원인인 활성산소에 대항하는 힘도 있다.

또한 보습 성분을 합성하는 데 필요한 비타민C도 들어 있다. 베타카로틴은 기름과 함께 섭취하면 흡수가 더욱 잘된다.

하지만 비타민C는 열에 약하기 때문에 녹색 피망은 살짝만 볶는다. 비타민C는 금세 소모되는 영양소이므로 피망은 소고기의 두 배 정도 넣는 것이 좋다. 2인분을 기준으로 소고기는 80g, 녹색 피망은 7~8개가 적당하다. 여기에 죽순을 추가해도 좋지만 피망의 양이 그만큼 줄어들기 때문에 추천하지 않는다.

항노화 야채인 호박은 '돼지고기 말이'로 섭취

항노화에 필요한 비타민을 한꺼번에 섭취할 수 있는 요리가 있다. 바로 '돼지고기 호박 말이'이다.

돼지고기 호박 말이에는 피부의 촉촉함을 유지하여 주름을 방지하는 성분이 가득하다. 또한 비타민도 풍부한 데다 호박에서 나는 단맛이 입맛을 돋운다. 이 단맛은 뇌의 긴장을 풀어준다는 점에서 매우 중요하다.

'스트레스를 받으면 주름이 생긴다'라는 말이 있는데 사실이다. 스트레스는 체내 활성산소를 유발하여 노화를 재촉한다. 그래서 금세 주름이 생기는 것이다. 그럴 때 달콤한 호박을 섭취해 스트레스를 해소하자. 스트레스로 늙어버린 피부가 몰라보게 젊어질 것이다.

'호박은 탄수화물 덩어리 아닌가?' 이런 의문을 품는 사람도 있을 것이다. 하지만 안심해도 된다. 호박에 탄수화물이 많은 것은 사실이지만 '돼지고기 호박 말이'는 그 정도 단점은 커버할 만큼 항노화 효과가 뛰어나다.

중요한 내용이므로 거듭 강조한다. 주름이 생기는 원인의 하나는 피부의 보습력 저하이다. 특히 40대에 들어서면 보습 성분이 점점 줄어든다. 그러나 피부가 다시 촉촉함과 탄력을 되찾으면 주름도 사라진다. 그래서 보습 성분을 만드는 데 필요한 영양소를 보충해야 하는 것이다.

호박은 항노화에 필요한 '비타민A, C, E'가 풍부하다. 이 성분이 모두 들어 있는 야채는 호박 외에 없다.

비타민A와 비타민C는 보습 성분을 합성하는 데 꼭 필요한 영양소이다. 특히 세포 단계에서는 비타민A가 반드시 있어야 한다. 비타민A가 젊고 촉촉한 피부를 책임질 뿐 아니라 주름을 펴주기도 한다.

비타민C는 보습 성분인 콜라겐을 합성하는 데 필요하며 기미를 옅어지게 하는 효과가 있다.

비타민E는 몸의 노화를 앞당기는 과산화지질로부터 세포를 지킨다. 말 그대로 항노화 비타민이다. 비타민E는 비타민C와 같이 섭취함으로써 항노화 효과가 더욱 강화된다. 특히 모세혈관의 혈액 순환을 개선하여 촉촉함을 유지하는 데 필요한 영양소를 몸 구석구석으로 운반하는 중요한 역할을 한다.

게다가 이 세 가지 비타민은 '항산화력'이 매우 뛰어나다. 호박은 항노화를 위한 슈퍼 야채 그 자체라 할 수 있다. 호박은 탄수화물이 많은 식품이라 다이어트 중에는 피하는 사람도 많다. 디저트류도 똑같이 달지만 호박은 저지방 고칼로리 식품이라는 차이가 있다. 평소 야채가 부족한 사람에게는 큰 도움이 된다.

달콤한 호박을 먹음으로써 '과자'의 유혹을 차단하는 효과도 있다. 또한 불필요한 식욕과 칼로리를 억제하여 다이어트 효과를 발휘하기도 한다.

이 호박을 돼지고기와 함께 먹는 이유는 무엇일까?

돼지고기에는 비타민B1이 풍부하다. 비타민B1은 탄수화물을 분해해서 에너지로 발산시키는 효과가 있다. 호박의 탄수화물을 분해해주는 셈이다.

그리고 비타민B군의 일종인 나이아신도 풍부하다. 나이아신은 탄수화물과 지방을 분해하는 다이어트 효과가 있으며, 특히 중년

'항노화 비타민'을 한꺼번에 섭취!

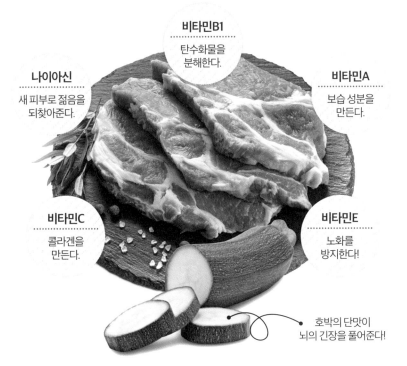

비타민B1
탄수화물을
분해한다.

나이아신
새 피부로 젊음을
되찾아준다.

비타민A
보습 성분을
만든다.

비타민C
콜라겐을
만든다.

비타민E
노화를
방지한다!

호박의 단맛이
뇌의 긴장을 풀어준다!

돼지고기 호박 말이

이렇게 만들어 먹자!

- 돼지고기 한 장으로 호박을 한 조각 만다.
- 식물유를 두르고 굽는다.
- 소금이나 설탕으로 간을 맞춘다.

이후 서서히 감소하는 여성 호르몬을 증식시킨다. 여성 호르몬은 피부의 보습 성분을 만든다.

나이아신은 비타민B1 등이 부족할 경우 합성 능력이 떨어진다. 그래서 돼지고기를 '등심'으로 제한하는 것이다. 등심은 불필요한 지방이 적고 비타민B1과 나이아신이 풍부하다.

만드는 방법은 다음과 같다.

호박은 튀김용처럼 얇게 썬다. 섭취량은 1인분을 기준으로 4~5 조각이 적당하다.

돼지고기 한 장으로 호박 한 조각을 말아둔다. 프라이팬에 비타민E가 풍부한 식물유를 두르고 열이 오르면 준비된 돼지고기 호박 말이를 굽는다.

소금이나 설탕으로 간을 맞춘다.

돼지고기 호박 말이는 레시피도 이처럼 간단한 기적의 항노화 메뉴이다.

얼굴의 피로를 제거하는
'아스파라거스 요리'

'피로에 찌든 얼굴'이 순식간에 돌아오는 마법의 요리가 있다. '그린 아스파라거스 새우 볶음'이다.

어슷썰기 한 그린 아스파라거스와 새우를 엑스트라 버진 올리브 오일로 볶아 소금으로 간을 하는 간단한 요리이다. 이 요리가 '피로에 찌든 얼굴과 주름'을 예방하고 생기 있는 얼굴을 되찾아준다. 그뿐만 아니라 칼로리가 낮아서 다이어트 메뉴로도 안성맞춤이다.

그런데 얼굴이 피로에 찌들어 보이는 이유는 무엇일까? 30대에 노화가 시작되면서 피로 해소가 더뎌져서 다음 날까지 이어지기

젊어지고 날씬해지는 맛있는 식사법

때문이다. 특히 저녁에 반주를 곁들인 날은 내장이 지친다. 그래서 다음 날 얼굴이 가칠해지는 것이다.

그러므로 피로에 찌든 얼굴이 되지 않으려면 피로 해소가 잘되는 식사를 해야 한다. 여기서 소개하는 메뉴는 피로 해소식으로 손색없는 일품요리이다.

그린 아스파라거스는 먹으면 먹을수록 피곤에 강해지는 젊은 몸을 만들어준다. 원기 회복의 필수 영양소인 아스파라긴산이 풍부하기 때문이다. 아스파라긴산은 아미노산의 일종으로 건강 음료로도 사용될 만큼 피로 해소에 뛰어난 효과가 있다.

그리고 칼륨, 마그네슘, 칼슘을 전신에 공급한다. 이 세 가지 성분이 결핍되면 두통, 어깨 결림 증상이 나타나고 다리에 쥐가 자주 나게 된다. 즉, 그린 아스파라거스는 몸과 내장의 피로를 말끔히 씻어주는 항노화 식재이다.

그뿐만 아니라 베타카로틴도 풍부하다. 베타카로틴은 노화를 재촉하는 활성산소를 분해한다. 베타카로틴은 필요에 따라 비타민A로 바뀌어 피부를 젊게 만들어준다. 여분의 베타카로틴은 체내에 저장이 가능하다. 따라서 요리할 때 아스파라거스를 새우의 두 배 넣자. 가득 저장된 베타카로틴이 쉬지 않고 활성산소를 제거해줄 것이다.

그린 아스파라거스는 엽산도 풍부하다. 엽산의 구성 성분인 파라아미노안식향산para-aminobenzoic acid은 주름을 예방한다. 동안을 만들어주는 효과도 있는 것이다.

새우는 저지방, 저칼로리에 단백질이 풍부한 식재이다. 단백질은 피부 세포를 비롯해 피부의 보습 성분의 재료가 된다. 아연도 많아서 보습 성분을 만들고 유지하는 데 도움을 준다. 보습 성분이 풍부하면 주름과 얼굴 처짐을 방지할 수 있다.

그리고 새우에는 탄수화물을 분해하는 비타민B1, 지방을 연소시키는 비타민B2도 많다. 몸의 대사를 활발하게 하는 뛰어난 다이어트 식품이다.

이 요리의 항노화 효과를 더욱 강화하는 방법이 두 가지 있다.

첫째, 기름으로 볶아서 그린 아스파라거스의 베타카로틴 흡수 효율을 높인다. 소금 간만 살짝 하기 때문에 불필요한 칼로리를 억제할 수 있다.

둘째, 제철에 나는 그린 아스파라거스를 사용한다.

아스파라거스의 제철은 봄에서 여름까지이다. 짙은 녹색에 일자로 쭉 뻗어 끝이 야무지게 여문 것이 좋다. 제철에 나는 아스파라거스는 영양 성분이 가장 풍부하다. 진한 녹색을 띠는 것은 폴리페놀의 일종인 클로로필이 많다는 증거인데, 클로로필도 항산화 효과가 있다.

　제철 아스파라거스는 먹으면 먹을수록 베타카로틴과 클로로필의 이중 효과가 발휘되어 더욱 강력한 항노화 효과를 볼 수 있다.

4장

피부와
얼굴의
트러블 해결법

4

피부 트러블 해소에는 양배추가 최고!

중년 여성의 피부 트러블은 양배추로 다스린다. 간단한 방법이지만 피부가 눈에 띄게 젊어져 민낯에 자신감을 얻을 수 있다.

양배추는 수분이 96%를 차지하기 때문에 아무리 많이 먹어도 살찌지 않는다. 피부 트러블을 예방할 뿐 아니라 다이어트 효과까지 뛰어난 것이다. 피부 트러블이 생기는 원인은 다양하다. 그중에 양배추가 효과를 발휘하는 증상은 다음과 같다.

1. 과식

2. 장내 환경 악화

3. 스트레스

체내에 쓸모없는 탄수화물과 지방이 쌓이면 피부에 노화가 오고 트러블이 생긴다. 양배추는 대부분이 수분이기 때문에 과식을 걱정할 필요가 없다. 오히려 적극적으로 섭취하면 불필요한 식욕을 억제할 수 있다.

두 번째 원인인 장내 환경의 악화는 사실 눈으로 확인할 수가 없다. 장내 환경의 상태를 알 수 있는 유일한 지표는 대변이다.

바나나 형태를 띠며 된장과 비슷한 굳기의 대변을 1~2일에 한 번씩 보고 있다면 장내 환경이 양호하다는 뜻이다. 하지만 설사나 변비, 힘을 줘야 나오거나 딱딱한 알갱이 모양을 띠는 대변은 적신호이다. 그럴 때 양배추가 큰 활약을 한다.

양배추는 식이섬유가 풍부하다. 양배추에 들어 있는 불용성 식이섬유는 대변을 부드럽게 만들고 부피를 늘려서 배출을 수월하게 한다. 변비 해소는 배 둘레를 날씬하게 만드는 지름길이다. 게다가 발암 물질을 비롯해 몸에 해로운 독소를 배출하는 역할도 한다. 그 결과 장이 깨끗해지면서 장내 환경이 개선된다.

장내 환경이 개선되면 비타민류의 합성이 활발해져서 비타민B군(비타민B1, B2, B6, B12, 나이아신, 판토텐산, 엽산, 비오틴)의 대부분이

피부 항노화에는 '양배추'!

양배추가 효과적인 세 가지 이유

1 과식을 방지한다.
2 장내 환경을 개선한다.
3 스트레스에 대항한다.

양배추의 항노화 성분

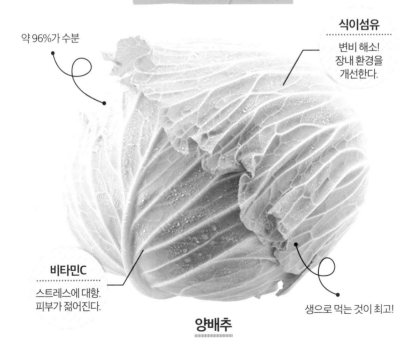

약 96%가 수분

식이섬유
변비 해소!
장내 환경을
개선한다.

비타민C
스트레스에 대항.
피부가 젊어진다.

생으로 먹는 것이 최고!

양배추

만들어진다. 비타민B군은 탄수화물과 지방을 분해하고 피부 노화를 억제하며 습진과 알레르기성 피부염을 예방한다.

하지만 비타민B군이 결핍되면 여드름과 부스럼이 생긴다. 즉, 장내 환경이 개선되면 아름다운 피부는 물론 다이어트 효과까지 얻을 수 있는 것이다.

식이섬유를 먹으면 자연히 씹는 횟수가 늘어나 밥을 조금만 먹어도 금세 포만감을 느낄 수 있다. 그런 점에서 양배추는 다이어트에 최적화된 식품이라 할 수 있다.

변비와 설사, 피부 트러블은 스트레스가 원인일 때도 있다. 그런데 양배추에는 스트레스에 대항하는 힘이 강한 비타민C도 풍부하다. 양배추는 식이섬유와 비타민C의 이중 효과로 피부의 젊음을 되돌려주는 것이다.

비타민C는 기미를 옅어지게 하고 피부의 보습 성분인 콜라겐을 합성하는 데 꼭 필요한 영양소이다. 하지만 아쉽게도 항노화에 필요한 역할이 많아서 소모가 심한 것도 사실이다. 그렇기 때문에 더욱 부족함 없이 섭취해야 한다.

비타민C는 열에 약한 성질이 있으므로, 양배추는 '생'으로 섭취하는 것이 좋다. 섭취량은 한 번에 70g 정도가 적당하다.

그리고 반드시 드레싱을 곁들이되, 논오일이 아닌 일반 드레싱을 선택한다. 논오일 드레싱은 지방이 거의 없어서 다이어트에 좋을 것 같지만 사실은 당분 함량이 높다. 피부의 윤기를 유지하려면 약간의 지방은 필수이다.

단, 마요네즈는 소화 흡수가 잘되는 지방이므로 피하는 것이 좋다.

'촉촉한 피부'를 위해 1주 1회 곤약을 먹는다

'촉촉한 피부'를 유지하고 싶다면 곤약을 넉넉하게 섭취하자. 건조한 피부가 생기 있고 촉촉한 피부로 다시 태어날 것이다.

왜 나이를 먹으면 피부가 금세 건조해지는 걸까? 가장 큰 이유는 40대부터 신진대사 능력이 떨어지는 것이다.

피부의 표면에는 각질층이라는 세포층이 있다. 이 각질층이 머금고 있는 수분이 촉촉한 피부의 정체이다. 아쉽게도 이 수분은 쉽게 증발된다는 단점이 있다.

피부가 촉촉한 사람은 각질층의 수분 비율이 30% 정도이다. 그

'검은색' 곤약을 선택한다

이렇게 먹자!

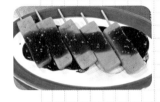

곤약 된장 산적
- 곤약을 데쳐서 된장을 바른다.
- 곤약 섭취량은 일주일에 약 300g(1봉지)이 적당. 산적이나 스테이크로 만들면 한 번에 먹을 수 있다.

곤약의 항노화 성분

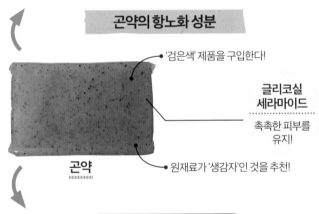

'검은색' 제품을 구입한다!

글리코실 세라마이드
....
촉촉한 피부를 유지!

곤약

원재료가 '생감자'인 것을 추천!

이렇게 먹자!

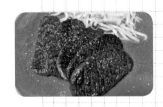

곤약 스테이크
- 판곤약을 프라이팬에 굽는다.
- '소금·후추', '소금·후추+시치미', '다진 마늘+간장+라유' 중 하나로 간을 맞춘다.

이하는 '건조한 피부'에 해당한다.

각질층에는 세포와 세포 사이의 틈을 메우는 '세라마이드'라는 지방이 있다. 각질층에 있는 수분의 50%를 차지하는 세라마이드는 수분 증발을 막아주는 매우 중요한 성분이다. 즉, 피부의 촉촉함을 유지하려면 세라마이드가 반드시 있어야 한다.

그러나 피부의 신진대사 능력은 40대부터 서서히 떨어지기 때문에 50대에 들어서면 세라마이드의 양이 20대의 절반 수준으로 줄어든다. 그래서 40대부터 피부가 점점 건조해지는 것이다.

촉촉한 피부를 유지하고 싶다면 세라마이드를 보충하자. 알다시피 곤약은 세라마이드 보충에 가장 효과적인 식품이다. 세라마이드의 원료인 글리코실세라마이드가 풍부하기 때문이다. 글리코실세라마이드는 쌀과 보리에도 들어 있는 성분이다. 하지만 곤약을 추천하는 것은 글리코실세라마이드의 양이 압도적으로 많기 때문이다.

판곤약이든 실곤약이든 형태는 관계없다. 다만 검은색 곤약을 선택하자. 곤약의 '검은색 성분'은 원재료인 '구약감자'의 껍질에 들어 있다. 글리코실세라마이드는 '구약감자'의 껍질에 집중되어 있다.

따라서 곤약을 구입할 때는 색깔뿐 아니라 포장지에 적힌 원재료를 반드시 확인해야 한다. 구약감자의 원재료는 '건조(가루) 감자'와 '생감자'로 나뉜다. 우리가 구입해야 할 것은 글리코실세라마이드가 대량으로 들어 있는 '생감자'이다. '건조(가루) 감자'는 껍질을 벗겨 건조하기 때문에 껍질 성분이 전혀 없다.

섭취량은 일주일에 약 300g(1봉지) 정도가 적당하다. 곤약을 충분히 섭취하려면 곤약이 주재료로 쓰이는 메뉴를 고르는 것이 중요하다. 가령 곤약 된장 산적이나 곤약 스테이크 같은 요리는 한 번에 한 모(1봉지)를 전부 섭취할 수 있다.

곤약 스테이크는 판곤약을 프라이팬에 구워 소금 · 후추나 '소금 · 후추+시치미(고춧가루, 산초 등 7가지 재료가 들어간 향신료―옮긴이)' 또는 '다진 마늘+간장+라유'로 간을 한다. 간간하게 만들면 한결 맛있게 먹을 수 있을 것이다.

곤약은 이렇게 일주일에 한 번만 먹어도 충분하다.

한입 크기로 자른 판곤약을 기름에 볶아 가다랑어포와 간장으로 간한 도사니土佐煮, 고춧가루와 간장으로 맛을 낸 매운 조림, 실곤약 간장 조림 같은 요리는 한 번에 150g 이상 섭취하는 것이 좋다. 이러한 요리는 일주일에 두 번 이상 먹는 것이 좋다.

곤약은 저칼로리라서 마음껏 먹어도 살찌지 않는다. 이처럼 피부를 촉촉하게 만들어주고 다이어트 효과도 뛰어난 곤약은 여성들에게 큰 힘이 되는 식재이다.

피부와 체형의 젊음을 유지하기 위해 최소 3개월은 '일주일에 한 번씩 저녁으로 곤약'을 먹어보자.

3

겨울철 '건조한 피부'는 '1일 11개의 귤'로 다스린다

겨울철 건조한 공기로부터 피부를 지키는 방법은 하루에 한 개씩 귤을 먹는 것이다. 이렇게 간단한 방법으로 촉촉하고 생기 있는 피부를 유지할 수 있다.

겨울이 되면 손등이 트고 손톱이 갈라지는 등 피부가 뻑뻑해진다. 겨울철의 건조한 공기가 피부 각질층에 있는 수분을 증발시키기 때문이다.

피부의 촉촉함을 유지해주는 각질층의 수분은 금세 증발된다는 단점이 있다. 안 그래도 쉽게 증발하는 수분이 겨울철의 건조한 공기와 만나면서 더욱 큰 손실을 입는다.

실내에 있으면 추위를 피할 수 있는 대신 히터가 뿜어내는 온기 때문에 공기가 한없이 건조해진다. 겨울에는 실외든 실내든 건조함을 피할 수 없는 환경이 되는 것이다.

이러한 '건조 지옥'으로부터 피부의 생기를 지켜주는 식품이 겨울 과일의 여왕 귤이다. 귤이 건조한 피부에 유독 강한 힘을 발휘하는 비밀은 색소에 있다. 전문 용어로 '베타크립토잔틴ß-cryptoxanthin'이라고 하는 이 색소는 천연 카로티노이드 색소의 일종이다.

베타크립토잔틴은 필요에 따라 몸 안에서 비타민A로 바뀐다. 비타민A는 각질층의 수분 유지에 꼭 필요한 영양소이다. 피부의 부드러움도 이 영양소가 지켜준다.

특별히 귤을 추천하는 것은 모든 식품을 통틀어 베타크립토잔틴이 가장 풍부하기 때문이다. 같은 감귤류인 오렌지와 비교해도 약 19배나 많다(80g짜리 귤 한 개에 1440㎍, 60g짜리 오렌지 반 개에 78㎍, 30g짜리 당근에 0).

귤은 그냥 먹는 것이 가장 좋다. 베타크립토잔틴을 오롯이 흡수할 수 있기 때문이다. 통조림 귤은 개당(80g) 베타크립토잔틴 함량이 512㎍밖에 안 된다. 무려 3분의 1로 줄어드는 것이다.

섭취량은 하루에 한 개씩 매일, 또는 일주일에 다섯 개면 충분하다.

귤을 한 번에 너무 많이 먹으면 손과 발뒤꿈치가 노래질 때가 있는데 질환이 아니라 귤에 들어 있는 베타카로틴의 영향이므로 걱정할 필요 없다. 섭취를 중단하면 자연히 사라진다.

귤을 박스째 사다 놓고 매일같이 먹는 사람은 확실히 외모가 젊다. 체내에 베타크립토잔틴 성분이 늘 유지되기 때문이다.

귤이 남으면 껍질째 냉동실에 얼리자. 냉동 귤은 실내에서 20분이면 자연 해동된다. 뜨거운 물에 담그거나 전자레인지에 데워서 (30~40초) 반해동 상태로 먹어도 괜찮다. 셔벗 느낌으로 맛있게 먹을 수 있다. 이 경우에도 물론 베타크립토잔틴의 성분은 그대로 유지된다.

귤이 나지 않는 계절에는 귤 주스(농축환원과즙 100%)로 대신한다. 이틀에 한 번꼴로 한 컵(200cc)씩 마시면 총 2200μg의 베타크립토잔틴을 섭취할 수 있다. 단, 오렌지 주스는 추천하지 않는다. 과즙 100%(농축환원)라 해도 베타크립토잔틴 함량이 귤 주스의 약 21분의 1인 104μg에 불과하기 때문이다.

피부 세포의 신진대사는 수면 중에 활발해진다. 따라서 귤은 저녁에 먹는 것이 가장 좋다. 옛날에는 겨울이 되면 집집마다 옹기종기 모여 앉아 귤을 먹는 풍경을 볼 수 있었다.

겨울에는 '귤'로 젊음을 되찾는다!

귤의 항노화 성분

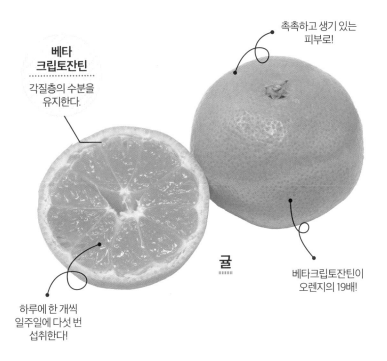

촉촉하고 생기 있는 피부로!

베타 크립토잔틴
각질층의 수분을 유지한다.

귤

하루에 한 개씩 일주일에 다섯 번 섭취한다!

베타크립토잔틴이 오렌지의 19배!

하지만 최근에는 그러한 풍경을 보기가 어렵다. 아름다운 피부를 위해 겨울철에 귤을 꾸준히 챙겨 먹는 습관을 다시 가져보면 어떨까.

다크서클은 '셀러리'로 말끔하게 없앤다!

아침마다 눈 밑에 시커먼 다크서클이 올라오는가? 걱정할 필요 없다. 셀러리가 해결해준다. 셀러리를 섭취하면 수면 부족으로 인한 다크서클을 없앨 수 있다. 그뿐만 아니라 퀭한 얼굴을 환하게 만들어주는 효과도 있다.

다크서클은 왜 생기는 걸까? 수면 부족과 그로 인한 피로, 스트레스가 하나로 뭉쳐 눈 주변의 혈류가 정체되기 때문이다. 셀러리는 다크서클과 얼굴의 노화를 유발하는 3대 요소-수면 부족, 피로, 스트레스-를 한꺼번에 날려주는, 믿을 수 있는 식재이다.

셀러리로 아침까지 숙면을 취한다!

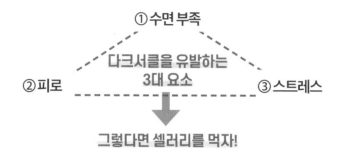

① 수면 부족

다크서클을 유발하는
3대 요소

② 피로　　　　　　　　　③ 스트레스

↓

그렇다면 셀러리를 먹자!

셀러리의 항노화 성분

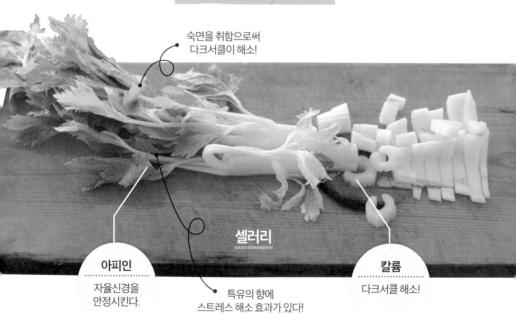

숙면을 취함으로써
다크서클이 해소!

셀러리

아피인
자율신경을
안정시킨다.

특유의 향에
스트레스 해소 효과가 있다!

칼륨
다크서클 해소!

다크서클은 아침까지 질 좋은 수면을 취하면 자연히 사라진다. 수면에는 피로뿐 아니라 스트레스를 해소하는 효과가 있어서 피부와 몸, 뇌의 젊음을 한꺼번에 되찾아준다.

여러 가지 식재 중에서도 셀러리를 추천하는 것은 몸을 쉬게 하는 효과가 가장 뛰어나기 때문이다. 셀러리를 섭취하면 수면 부족이 해소되고 다크서클도 사라진다.

셀러리에는 '아피인apiin'이라는 성분에 의한 특유의 향이 있는데 여기에 자율신경을 안정시키는 효과가 있다. 마음이 불안하면 잠을 못 자거나 뜬잠을 자게 된다. 그럴 때 셀러리를 섭취하면 아피인의 효과로 숙면을 취할 수 있다. 아피인은 짜증과 우울감을 해소하기도 한다. 즉, 셀러리의 향 자체가 스트레스 해소의 특효약인 셈이다.

셀러리는 칼륨도 풍부해서 몸의 부종을 가라앉히는 효과도 있다. 피로가 쌓여 부은 얼굴을 말끔하게 가라앉힌다. 셀러리의 향 성분을 충분히 흡수하고 싶다면 이파리를 함께 섭취한다.

이렇게 여러 가지 효능이 있지만 향 때문에 못 먹는 사람도 많다. 그럴 때는 베이컨, 닭고기와 함께 볶아서 섭취하자. 분량은 2인분 기준으로 셀러리 2대, 닭다리 1개, 베이컨 2~3장이 적당하다.

셀러리는 가열하면 생으로 먹을 때보다 향이 약해질 뿐 아니라 베이컨과 닭고기의 고소한 풍미와 감칠맛 덕분에 거부감 없이 먹을 수 있다. 베이컨이 짭짤하기 때문에 소금 간은 살짝만 해도 된다. 셀러리를 어슷썰기 하면 질긴 섬유질도 거슬림 없이 먹을 수 있다.

'성인 여드름'은
정어리로 예방한다!

'성인 여드름'을 예방하고 싶다면 정어리를 섭취하자. '성인 여드름의 해결책은 오직 이것뿐!'이라 해도 과언이 아닐 만큼 정어리는 성인 여드름에 효과적인 영양소로 가득하다. 평소 정어리를 거의 안 먹는다면 시험 삼아 꼭 먹어보자. 정어리의 파워로 젊은 피부를 유지할 수 있을 것이다.

성인 여드름은 1㎜만 올라와도 보기 싫은 법이다. 왜 성인이 되어서도 여드름이 나는 걸까? 원인은 세 가지이며 모두 식단 및 생활 습관과 큰 관계가 있다.

1. 단 음식을 많이 먹거나 스트레스가 쌓여 피지 성분 증가.

2. 증가한 피지를 분해하는 데 필요한 비타민B군의 결핍.

3. 철분 부족.

즉, 식단을 전면 재검토하면 여드름을 예방, 개선할 수 있으며 나아가 여드름 자국 하나 없는 깨끗한 피부를 되찾을 수 있다.

정어리는 비타민B군이 풍부하다. 비타민B군이란 비타민B1, B2, B6, B12, 나이아신, 판토텐산, 엽산, 비오틴을 가리킨다.

비타민B군이 전부 들어 있는 식품은 찾아보기가 거의 힘든데 정어리는 철분까지 풍부한 것이다. 특히 비타민B1과 비타민B2는 단음식을 많이 먹었을 때 효과를 발휘한다. 그러한 음식 속에 들어 있는 다량의 탄수화물과 지방을 분해하는 힘이 있기 때문이다.

특히 주의해야 할 음식은 서양 디저트이다. 쇼트케이크, 치즈케이크, 몽블랑 등은 설탕, 생크림과 치즈의 유지방, 버터크림이 잔뜩 들어 있으므로 요주의이다.

비타민B6가 부족하면 지성 피부가 된다. 피부의 비타민이라 불리는 나이아신은 피부의 건강에 꼭 필요하며 여드름 자국을 없애는 데 필수적인 비타민이다.

판토텐산은 항스트레스 호르몬의 재료로서 스트레스가 많은 사람에게 효과적인 영양소이다. 입 주변에 올라오는 성인 여드름은 철분이 부족해서 생긴다. 정어리에는 흡수력이 뛰어난 헴철이 많으므로 꼼꼼히 챙겨 먹으면 이를 예방할 수 있다.

정어리는 회로 먹는 것이 가장 좋다. 비타민B군 중에 열에 약한 성분이 있기 때문이다. 회를 못 먹는다면 조림을 추천한다.

정어리에 풍부한 EPA(에이코사펜타엔산)와 DHA(도코사헥사엔산)는 알레르기 증상과 염증을 억제하는 작용이 있다. 다만 기름에 들어 있어서 가열하면 국물로 빠져나간다. 영양소를 놓치지 않도록 살코기를 국물에 충분히 적셔서 섭취하자.

피로 해소에 탁월한 '닭가슴살과 순무 잎'

피로 해소에 안성맞춤인 요리가 있다. 바로 '닭가슴살 순무 잎 볶음'이다. '닭가슴살'은 피로 해소의 최고봉이라 할 수 있는 식재이다.

30대에 들어서면 자고 일어나도 전날의 피로가 안 풀리는 일이 잦아진다. 피로가 쌓이면 혈액 순환에 어려움을 겪게 되어 눈 밑에 정체된 혈액이 검은색을 띠며 나타난다.

다음 날까지 풀리지 않은 피로가 다크서클의 정체인 것이다. 하지만 서둘러 피로를 해소하면 다크서클이 사라지고 전신의 항노화도 앞당겨지는 기분 좋은 상승효과를 누릴 수 있다. 이때 추천하는 요리는 '닭가슴살 순무 잎 볶음'이다.

피로 해소를 재촉하는 동시에 활성산소에 의한 노화를 억제하고 몸의 젊음을 되찾아준다. 처음에 '닭가슴살'을 피로 해소의 최고봉이라고 표현했는데, 최근 피로 해소 물질로 화제를 모으고 있는 '이미다졸디펩타이드Imidazole dipeptide'도 닭가슴살 부위에 풍부하다.

이미다졸디펩타이드는 '철새가 쉬지 않고 수백 킬로미터를 날 수 있는 이유'를 연구하던 중 발견된 성분으로, 활성산소에 따른 노화에 제동을 거는 효과가 있다.

순무 잎은 보통 안 먹고 버릴 때가 많은데 이러한 효과를 생각해서 알뜰하게 챙겨 먹자. 순무 잎은 베타카로틴이 풍부한 훌륭한 녹황색 채소이다. 베타카로틴은 활성산소에 의한 노화를 강력하게 억제하는 항산화 물질이다.

'닭가슴살 순무잎 볶음'을 만드는 방법은 다음과 같다.

2인분을 기준으로 프라이팬에 얇게 썬 닭가슴살 200g과 순무 잎 2~3줄기, 잘게 썬 베이컨을 2~3장 넣고 볶은 후 소금으로 간하면 된다.

여러 번 언급했듯이 베타카로틴은 기름에 녹는 성분이라서 기름에 볶으면 더욱 흡수가 잘된다.

순무 잎에는 비타민C가 풍부하다. 비타민C도 피로와 스트레스를 가볍게 하는 효과가 있다.

그래서 닭가슴살과 순무 잎이 피로 해소에 최고인 것이다. 다만 비타민C는 열에 약하므로 순무 잎은 닭가슴살이 다 익은 후 베이컨과 함께 넣고 살짝만 볶는다.

하루의 피로를 푸는 차원에서 저녁에 섭취하는 것이 좋다.

숙취에 찌든 피부에
생기를 주는 '고등어'

숙취의 피로를 빠르게 풀어주는 식재가 있다. 바로 고등어이다. 숙취는 두통과 구역질을 동반하며 기분을 엉망으로 만든다. 게다가 그 피로의 영향은 고스란히 피부에 나타난다.

알코올의 이뇨 작용으로 체내의 수분이 부족해져 피부가 건조하고 푸석푸석해지는 것이다. 그 때문에 주름이 생기고 안색도 칙칙해지며 눈 밑에 다크서클이 진하게 나타난다.

단 하루 만에 놀라울 만큼 폭삭 늙어버리는 것이다. 숙취로 인한 피로는 그만큼 무섭다. 거울에 얼굴을 비춰보면 틀림없이 깜짝 놀랄지도 모른다. 심지어 이 상태에서는 군살이 쉽게 붙는다.

외모만이라도 어떻게든 젊어지게 만들고 싶어질 것이다. 그럴 때 필요한 마법의 식재가 바로 고등어이다.

고등어에는 항노화와 다이어트, 지방간 예방, 피를 맑게 만들어주는 효과가 있다. 항노화 요소는 무려 다섯 가지이다.

첫째, 비타민B1이 많다.

비타민B1이 풍부하면 몸 안의 알코올이 빠르게 분해된다. 즉, 숙취가 금방 해소되는 것이다.

둘째, 비타민B2가 풍부하다.

비타민B2는 고기를 많이 먹었을 때 생기는 노화 물질과 과산화 지질을 분해한다. 또한 지방의 연소를 돕기 때문에 다이어트 효과를 볼 수 있다.

셋째, 피부 트러블을 예방하는 비타민B6가 많다.

비타민B6는 비타민B2와 더불어 고기나 술을 많이 먹었을 때 생기는 '성인 여드름'과 피부 트러블을 예방한다.

그리고 비타민B6는 과음으로 인한 '지방간'을 예방한다.

과음은 노화를 재촉한다. 이때 고등어를 섭취함으로써 노화를 억제할 수 있다.

넷째, 나이아신이 풍부하다.

나이아신은 두통을 동반하는 숙취의 원인인 아세트알데히드를 분해한다. 술을 많이 마셨을 때 반드시 섭취해야 할 성분이다.

다섯째, EPA와 DHA가 풍부하다.

이 두 가지 성분은 지방이 쌓여 끈적끈적해진 피를 맑게 해준다.

이렇게 다양한 항노화 요소를 갖춘 식품은 거의 찾아볼 수 없다. 게다가 고등어의 가장 큰 장점은 사계절 내내 먹을 수 있다는 점이다.

고등어는 복잡하게 조리할 것 없이 소금구이로 먹는 것이 가장 좋다. 한 번에 많은 양을 섭취할 수 있기 때문이다. 이것조차 귀찮으면 '통조림 고등어 된장조림'으로 대신해도 된다. 통조림 된장조림은 고등어 가시까지 부드럽고 맛있게 익혀져 있어서 가끔은 먹을 만하다.

튀김은 피하는 것이 좋다. EPA와 DHA가 튀김용 기름으로 빠져나가기 때문이다.

섭취량은 생물은 한 번에 한 토막(약 80g), 통조림은 반 통이 적당하다. 일주일에 2~3번꼴로 섭취하자. 신진대사 능력이 급격하게 저하되는 40대부터는 습관적으로 고등어를 먹는 것이 좋다.

'참치+아보카도'로
밝은 안색을 되찾는다!

피부를 투명하게 만드는 비밀의 요리는 '참치 아보카도 샐러드'
이다. 얼굴이 칙칙해지는 원인은 세 가지이다.

1. 20대 후반부터 피부를 까맣게 만드는 멜라닌 색소가 침착된다.

2. 혈액 순환 장애로 핏기가 부족하다.

3. 피부의 신진대사 능력이 떨어진다.

이 고민들을 한 번에 해결하는 것이 '참치 아보카도 샐러드'이다.

참치는 몸에 흡수가 잘되는 철분이 풍부해서, 안색을 칙칙하게

젊어지고 날씬해지는 맛있는 식사법

만드는 '숨은 빈혈'을 개선한다. 철분은 활성산소를 제거하는 효소의 재료이기도 하다. 활성산소는 멜라닌 색소의 원인이므로 철분을 충분히 섭취하면 밝은 안색을 되찾을 수 있다.

참치의 붉은 살 부위에는 셀레늄이라는 성분이 들어 있다. 셀레늄은 노화를 재촉하는 활성산소와 과산화지질을 분해하는 데 필요한 효소를 만든다. 항노화의 필수 영양소인 셈이다.

아보카도에 풍부한 비타민E는 활성산소가 멜라닌 색소를 만들지 못하도록 강력하게 제지하는 동시에 모세혈관의 혈액 순환을 원활하게 해준다. 이 작용으로 안색이 칙칙한 부위의 혈액 순환이 개선되면서 핏기가 돌게 된다. 비타민E는 피부 세포의 노화에 제동을 거는 한편 셀레늄의 작용을 강화한다.

의외로 아보카도에는 식이섬유가 풍부하다. 식이섬유는 불용성과 수용성으로 나뉘는데 아보카도는 두 가지가 모두 풍부해서 장내 환경을 개선하는 데 뛰어난 효과를 나타낸다. 장내 환경이 개선되면 신진대사에 필요한 비타민류가 끊임없이 합성되기 때문에 몸이 젊어진다.

참치 아보카도 샐러드는 횟감용 참치와 아보카도를 깍둑썰기 하여 간장 드레싱으로 버무려 완성하는 간단한 요리이다.

섭취량은 2인분을 기준으로 참치 160g, 아보카도 한 개가 적당하

얼굴의 젊음을 되찾는 추천 요리

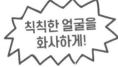
칙칙한 얼굴을
화사하게!

'참치 아보카도 샐러드'의 항노화 성분

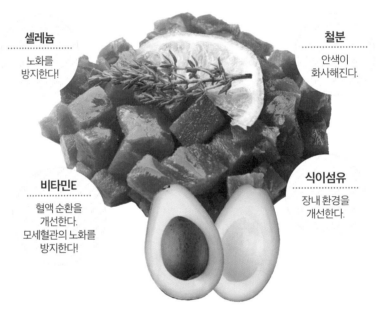

셀레늄
노화를
방지한다!

철분
안색이
화사해진다.

비타민E
혈액 순환을
개선한다.
모세혈관의 노화를
방지한다!

식이섬유
장내 환경을
개선한다.

참치 아보카도 샐러드

이렇게 먹자!

· 횟감용 참치와 아보카도를 깍둑썰기 하여 간장 드레싱으로 버무린다.
· 고추냉이 간장으로 버무리는 것도 추천!

다. 간장에 고추냉이를 추가해도 맛있다. 단, 논오일 드레싱은 궁합이 좋지 않으니 사용하지 않는 것이 좋다.

참치 아보카도 샐러드는 메인 요리로 먹어도 될 만큼 볼륨이 있으므로 충분히 섭취하자. 아보카도의 비타민E는 산화되기 쉬운 성질이 있고 참치도 횟감용을 사용하는 만큼 미리 만들어두지 말고 먹기 직전에 요리하자.

모공 수축에 효과적인
'마법의 수프'

여성이라면 누구나 솔깃할, 피부의 모공을 조여주는 요리가 있다. 바로 '대합 파드득나물 수프'이다.

이 요리는 모공 수축에 뛰어난 재료들로 이루어져 있다. 모공 수축에 필요한 영양소가 대합과 파드득나물에 모두 들어 있는 것이다.

이 요리는 피부의 보습과 탄력에도 좋지만 저칼로리 저지방이라 다이어트에도 매우 효과적이다. 말 그대로 피부와 몸의 항노화에 최적화된 요리이다.

30대 초반부터 모공이 커지면서 얼굴에 세월의 흔적이 나타난다. 피부에 보습과 탄력을 제공하는 세 가지 성분이 감소하기 때문이다. 이 성분들이 모공을 꽉 조여주지 못하면서 모공이 눈에 띄게 커진다.

이때 '대합'을 먹으면 큰 효과를 볼 수 있다. 대합은 저지방 저칼로리에 단백질이 풍부한 식재이다. 단백질은 피부 세포와 탄력 및 보습 성분을 만든다. 그리고 아연도 풍부하다. 탄력 및 보습 성분을 만드는 아연은 의외로 들어 있는 식품이 없어서 대합은 더욱 소중한 아연 보급원이다.

또한 보습 성분을 만드는 데 없어서는 안 될 영양소는 비타민A와 비타민C이다. '파드득나물'에는 이 두 가지가 모두 풍부하게 들어 있다. 파드득나물은 비타민A의 전구체인 베타카로틴이 풍부하다. 베타카로틴은 필요에 따라 비타민A가 되고 나머지는 노화를 재촉하는 활성산소를 제거한다.

'대합 파드득나물 수프'는 식사를 시작할 때 먹어야 다이어트에 더욱 효과적이다.

수프는 저지방 저칼로리 음식이다. 식사할 때 수분을 먼저 섭취하면 과식을 방지할 수 있고, 위가 수분으로 채워지면서 식욕을 돋우는 호르몬의 분비가 억제된다.

대합은 초봄이 제철이라고 알려져 있지만 사실 가을부터 겨울까지가 가장 맛있다.

만드는 방법은 다음과 같다.

대합을 해감한 후 깨끗이 씻어 냄비에 넣는다.

2인분 기준으로 물 300cc에 대합 6개를 넣고 중불에 익힌다. 대합의 입이 벌어지면 거품을 걷어내고 술, 간장, 소금 순으로 넣고 불을 끈다.

파드득나물은 한 다발씩 나누어 구부린 후 냄비에 넣어 살짝 익힌다. 잘게 썰면 국물에 흩어져서 남김없이 먹기 힘들기 때문에 그대로 구부려서 국물에 얹듯이 넣는다. 그러면 남김없이 먹을 수 있고 고급 요리처럼 보이는 효과도 낼 수 있다.

대합이 안 나오는 계절에는 바지락으로 대신해도 된다. 바지락은 2인분을 기준으로 80~100g이면 충분하다. 다만 맛의 궁합을 고려하여 수프보다는 된장국으로 만드는 것을 추천한다.

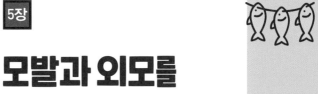

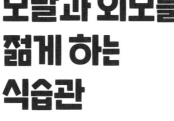

5장

모발과 외모를
젊게 하는
식습관

5

'가리비+고마쓰나'는 육모 효과가 뛰어나다

　중장년층의 탈모를 예방하는 매력적인 요리가 있다. 바로 '가리비 고마쓰나 참기름 볶음'이다. 모발을 튼튼하게 해주며 탈모를 억제하고 빈모를 풍성하게 만들어주는 요리이다. 게다가 저지방이라 다이어트 효과도 있다.

　나이에 관계없이 '머리를 감거나 빗질을 하고 나면 머리카락이 우수수 빠진다'라고 호소하는 사람이 많다. 더구나 갱년기 이후에는 정수리 부분의 모발이 가늘어지면 신경이 많이 쓰인다.

　이 같은 고민을 해결해주는 요리가 '가리비 고마쓰나 참기름 볶음'이다. 가리비와 고마쓰나를 참기름으로 볶기만 하면 되는 간단한 요리이다.

이 요리에는 모발의 재료인 동물성 단백질과 풍성한 모발을 만드는 데 필요한 영양소가 골고루 들어 있다. 모발의 성분은 대부분 단백질이며 활발한 세포 분열을 거쳐 밖으로 나온다. 따라서 모발을 만들어내는 모모毛母 세포의 신진대사가 활발하지 않으면 모발을 만드는 힘이 약해진다.

그러한 상태에서 숱을 늘리려면 아연과 철분이 필요하다. 가리비는 아연이 풍부할 뿐 아니라 지방이 적은 식재이다. 고마쓰나에는 철분이 풍부하다. 그리고 비타민A가 많아서 모발이 힘 있게 자랄 수 있도록 돕는다.

참기름에 풍부한 세사미놀sesaminol은 탈모 예방에 효과적이다. 게다가 비타민E도 풍부하다. 비타민E는 모근에 영양을 운반한다.

이 세 가지 영양소를 한 번에 섭취하여 모발의 젊음을 되찾을 수 있는 것이다. 섭취량은 2인분을 기준으로 가리비 2~4개, 고마쓰나 한 단이 적당하다. 재료를 모두 넣고 참기름에 볶다가 소금으로 간을 맞춘다.

고급 식재인 가리비 대신 베이비 가리비를 사용해도 관계없다. 베이비 가리비는 작아서 먹기 편한 장점이 있다. 섭취량은 한 팩(1인당 4~6개)이 적당하다.

5장 모발과 외모를 젊게 하는 식습관

2
'굴'의 항노화 파워로
모발에 젊음과 생기를!

40세 이후에도 찰랑찰랑한 모발을 원한다면 굴을 부지런히 먹자. 굴은 모발의 젊음을 책임지는 힘이 매우 강력한 식재이다. 모근의 세포 분열을 촉진하여 새 모발이 나게 하는 아연이 많기 때문이다.

굴을 듬뿍 먹고 엉킴 없는 부드러운 모발을 되찾자. 40대부터는 모발을 만들어내는 세포의 신진대사가 떨어져 머릿결이 나빠진다. 긴 머리나 생머리를 하면 휑하게 보이는 것도 그 때문이다.

그래서 젊은 시절에는 긴 머리를 선호하던 사람도 40대가 되면 나빠진 머릿결을 감추기 위해 갑자기 짧은 머리로 스타일을 바꾸

젊어지고 날씬해지는 맛있는 식사법

는 것이다.

모발을 만드는 세포는 특히 신진대사가 활발하다. 이 세포의 신진대사가 제대로 이루어지지 않으면 젊고 아름다운 모발이 어느 순간 나오지 않게 되어 외모가 갑자기 늙어 보이는 것이다. 짧게 잘라서 감추고 싶은 것도 당연하다.

활발하던 모모 세포의 신진대사 능력은 나이를 먹을수록 급격하게 떨어진다. 이때 아연을 꼼꼼히 섭취하면 옛 모발이 빠지고 그 자리에 아름다운 모발이 다시 자랄 것이다. 이 과정 자체가 바로 '모발의 항노화'이다.

'아연'의 대명사는 굴이라는 말이 있을 정도로 굴은 아연이 풍부한 식재이다. 아연을 효율적으로 섭취할 수 있는 식품은 굴밖에 없다. 물론 모발 자체의 재료는 단백질이다. 그런데 굴도 단백질이 많다. 그뿐만 아니라 모발의 색을 새까맣게 만들어주는 구리도 풍부하다.

굴은 호불호가 갈리는 식품이지만 '튀김'으로 만들면 싫어하는 사람도 거부감 없이 먹을 수 있다. 굴튀김은 전문점이나 반찬가게에서 파는 것으로 대신해도 괜찮다. 한 번에 4~5개 정도 섭취하자.

흔히 튀김을 다이어트의 적으로 생각하는데 적당한 지방은 모발

먹으면 먹을수록 모발이 젊어지는 굴

굴의 항노화 성분

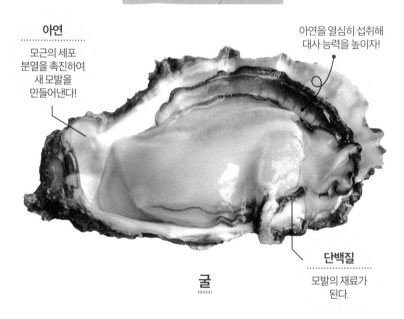

아연
....
모근의 세포
분열을 촉진하여
새 모발을
만들어낸다!

아연을 열심히 섭취해
대사 능력을 높이자!

단백질
....
모발의 재료가
된다.

굴

이렇게 먹자!

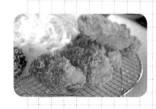

- 굴을 싫어하는 사람도 튀김으로 만들면 거부감 없이 먹을 수 있다.
- 1회 섭취량은 4~5개가 적당하다. 타르타르소스는 조금만 찍는다.

젊어지고 날씬해지는 맛있는 식사법

과 피부의 윤기에 영향을 미치므로 무조건 피할 필요는 없다. 다만 타르타르소스는 조금만 찍는 것이 좋다.

굴이 나지 않는 계절에는 해조류로 대신해도 된다. 굴만큼 강력한 파워는 없지만 된장국이나 해조류 샐러드로 만들어서 꾸준히 먹으면 비슷한 효과를 볼 수 있다.

밥을 먹을 때는 된장국을 먼저 마시자. 아연이 보급되는 동시에 수분으로 배가 불러 다이어트 효과도 얻을 수 있다. 해조류 샐러드도 마찬가지다. 식사 초반에 먹으면 식이섬유의 덕분에 다이어트 효과를 볼 수 있다. 해조류에 들어 있는 미네랄류는 장내 환경에 좋은 영향을 미친다. 장내 환경이 개선되면 튼튼한 모발을 만들어 내는 데 필요한 영양소를 효율적으로 흡수할 수 있다.

3

염색 없이 까만 모발로
만드는 '마법의 요리'

흰머리가 신경 쓰일 때 인상을 180도 바꿔주는 매력적인 요리가 있다. '닭고기 캐슈너트 볶음'이다. 흰머리의 고민을 단번에 해결하고 모발의 젊음을 되돌려주는 최고의 요리이다.

모발의 색은 멜라닌 색소가 결정하며 검은색의 농도는 멜라닌 색소의 양과 관계가 있다. 그러나 40대부터는 신진대사 능력이 떨어져 모발의 멜라닌 색소가 원활하게 생성되지 않는다. 그래서 흰머리가 많아지는 것이다.

흰머리에는 두 가지 패턴이 있다.

첫째, 뿌리부터 나는 경우이다. 모발이 빠진 자리에 새 모발이 날 때, 모모 세포에서 멜라닌 색소가 분비되지 않아 흰머리가 되는 패턴이다.

둘째, 중간부터 나는 경우이다. 모발이 자라다가 멜라닌 색소가 줄어들어 흰머리가 되는 패턴이다. 그래서 염색을 해도 흰머리에 대한 고민이 해결되지 않는다. 피부의 적이었던 멜라닌 색소가 모발에는 매우 중요한 성분이 된다.

닭고기 캐슈너트 볶음은 두 가지 재료를 볶기만 하면 되는 간단한 요리이다. 요리의 주인공인 캐슈너트에는 흰머리 고민을 한 방에 해결해줄 영양소가 네 가지나 들어 있다. 이렇게 많은 영양소가 들어 있는 식재는 흔치 않다.

먼저 아연이 풍부하다. 아연은 모발을 만드는 모모 세포의 신진대사를 활발하게 하여 검은 모발이 나게 한다. 비타민B군의 일부인 비오틴도 많다. 비오틴이 부족하면 다른 성분이 아무리 많아도 흰머리가 난다. 그만큼 중요한 비타민이다.

또한 구리도 풍부하다. 구리는 모발의 검은색 멜라닌 색소를 만드는 데 필요한 영양소이다. 모발의 검은색은 구리 덕분에 유지되는 셈이다. 따라서 패턴에 관계없이 모든 흰머리에는 구리가 필요하다.

캐슈너트에는 마그네슘도 풍부하다. 마그네슘은 비타민B군과 함께 탄수화물, 지방, 단백질의 대사에 관여한다. 동물성 단백질인 닭고기는 모발의 재료가 된다. 비타민B군이 들어 있는 닭다리를 캐슈너트와 함께 먹으면 젊고 아름다운 검은색 모발을 되찾을 수 있을 것이다.

재료는 2인분을 기준으로 닭다리 한 개(약 140g), 캐슈너트 100g, 대파 1뿌리, 약간의 생강이 필요하다. 재료를 모두 한입 크기로 썰어 기름에 볶은 후 소금으로 간한다.

이 요리의 포인트는 캐슈너트이다. 닭고기를 더 많이 넣거나 피망, 고추 등을 곁들이는 것은 관계없으나 캐슈너트의 양은 꼭 지켜서 섭취하자.

캐슈너트는 고기, 생선, 달걀 같은 동물성 단백질과 함께 먹든, 간식 삼아 따로 먹든, 흰머리를 예방하는 데 효과적이다.

④ 낫토와 오크라로
모발의 윤기를 유지한다

푸석푸석한 모발에는 '낫토 오크라 믹스'가 효과적이다. 이 음식으로 모발이 촉촉해지고 인상이 훨씬 젊어지는 효과를 볼 수 있다. '낫토 오크라 믹스'는 저칼로리라서 지방을 연소시키는 다이어트 효과도 있다.

모발이 푸석푸석하면 실제보다 나이 들어 보이기 마련이다. 스타일링이 멋지게 되지 않아서 아줌마 분위기를 물씬 풍기게 된다. 하지만 머릿결이 좋으면 바쁜 아침에도 금세 스타일링이 된다. 헤어스타일이 좋으면 상큼하고 고급스러운 인상을 풍길 수 있다.

'모발의 항노화'가 곧 '얼굴의 항노화'인 셈이다.

찰랑찰랑한 모발의 비밀은 낫토와 오크라의 끈끈한 성분에 있다. 이 성분이 모발뿐 아니라 피부의 보습력을 강화한다. 또한 단백질의 흡수를 돕는다. 모발은 단백질이 딱딱하게 변형된 것이기 때문에 단백질의 흡수력을 높이는 것이 매우 중요하다.

낫토와 오크라의 조합이 특히 좋은 이유가 있다. 낫토에는 모발의 주성분인 단백질과 지방의 대사를 촉진하는 비타민B2가 풍부하기 때문이다. 비타민B2에 의해 피지의 대사가 활발해지면 모발에 윤기가 흐르고 두피가 깨끗해진다. 비타민B2는 지방을 연소시키는 다이어트 효과도 있다.

낫토에는 모발의 영양분인 비오틴도 풍부하다. 비타민B의 일종인 비오틴은 모발에 보습력과 탄력을 제공하는 영양소로서 결핍될 경우 모발이 푸석푸석해진다.

오크라에는 비타민C가 풍부하다. 비타민C는 스트레스와 노화에 대항하는 힘이 강하다.

스트레스는 모발의 노화를 앞당긴다. 스트레스로 인해 혈액 순환이 잘 안 되면 모발에 영양분이 골고루 미치지 못한다. 그래서 모발이 푸석푸석해지고, 빠지고, 끊어지고, 하얗게 세는 등 노화가 오는 것이다.

낫토와 오크라에는 끈끈한 성분이 듬뿍 들어 있다. 여기에 오크라의 비타민C가 가세하면서 모발의 보습력을 유지해주는 최강 조합이 완성된다.

오크라를 골고루 두드리면 점성이 생기는데 이것을 잘게 썰면 그 성질이 더욱 강해진다. 그 상태에서 낫토와 충분히 섞은 다음 간장으로 간한다.

⑤ 모발의 푸석함을 방지하고 보습력이 강한 '야채'는?

손상된 모발을 아름답게 복구하는 데 가장 효과적인 식재는 멜로키아이다. 멜로키아에는 모발의 젊음을 되찾는 데 필요한 비타민이 듬뿍 들어 있다.

나이를 먹으면 모발도 서서히 젊음을 잃어간다. 모발이 노화되면 푸석거림이 심해지므로 촉촉하고 젊은 머릿결을 위해 적극적으로 관리해야 한다.

모발이 푸석거리는 원인은 세 가지이다.

1. 오랫동안 반복된 빗질과 드라이로 인한 열 손상.

2. 파마와 염색으로 인한 손상.

3. 나이에 따른 노화.

원래 모발은 단백질이 딱딱하게 굳어서 만들어진 것이다. 그러나 위와 같은 것들 때문에 모발의 표면을 감싸고 있는 큐티클이 떨어져나가게 된다.

큐티클은 모발 표면을 보호하는 물질이므로 이것이 벗겨지면 모발이 거칠게 손상된다. 또한 파마와 염색을 오랜 세월 반복하면 큐티클이 벗겨져나가 복구되지 않는다. 나이가 들면 들수록 큐티클을 만드는 힘도 떨어진다.

이렇게 손상된 모발을 부드럽고 윤기 나는 모발로 되돌릴 수 있는 강력한 식품이 멜로키아이다. 멜로키아는 모발의 항노화에 매우 중요한 비타민A와 비타민E가 들어 있다.

비타민A는 강력한 힘으로 모발의 건강을 돕는다. 손상된 모발을 복구하고 큐티클이 잘 붙어 있는 아름다운 모발이 나게 해준다. 비타민E는 모세혈관의 혈액 순환을 촉진하여 모모 세포에 영양소를 골고루 공급한다. 또한 모발의 노화를 물리치는 효과도 있다.

멜로키아의 미끈미끈한 성분은 손상된 모발에 수분을 공급한다. 찰랑찰랑한 모발의 원동력이 되는 것이다.

섭취량은 2인분을 기준으로 한 단이면 충분하다. 잘 씻어서 4등분으로 잘라 데친다.

나물로 만들면 미끈미끈한 성분이 늘어나 부담 없이 먹을 수 있다. 간은 겨자간장으로 한다.

멜로키아는 원래 여름 야채이지만 한겨울 외에는 거의 슈퍼에서 구입할 수 있으니 적극적으로 섭취하자.

'살찌지 않는 소바'는 고혈압에도 특효약!

고혈압을 정상 수치로 되돌리고 싶다면 소바를 먹자. 소바의 영양 성분에는 안면 홍조와 고혈압을 완화하는 효과가 있다. 안면 홍조와 고혈압은 갱년기 장애의 대표적인 증상이다. 이 증상을 소바로 완화할 수 있다.

소바에 들어 있는 비타민P(헤스페리딘)는 안면 홍조를 진정시키는 효과가 있다. 감귤류 과일에도 풍부한 성분이지만 굳이 소바를 추천하는 것은 과일보다 훨씬 살이 안 찌는 식품이기 때문이다. 비타민P를 보급하기 위해 과일과 소바를 똑같이 먹을 경우 탄수화물 섭취량에 어마어마한 차이가 생긴다.

혈압은 나이를 먹으면서 자연히 높아진다. 게다가 갱년기에는 시기적으로 몸에 지방이 붙고 살이 잘 찐다. 또한 체중 증가는 혈압 상승을 동반한다. 갱년기라는 이유만으로 혈압이 오르는 것이다. 따라서 체중이 늘지 않도록 주의하고 혈압에 좋은 식품을 먹어야 한다.

추천 식품은 역시 소바이다. 비타민P는 안면 홍조를 진정시키기는 동시에 혈압을 떨어뜨리는 효과도 있다. 그리고 같은 면 요리인 우동에 비해 살도 덜 찐다.

소바에 들어 있는 루틴이라는 성분에도 혈압을 떨어뜨리는 효과가 있다. 루틴은 메밀껍질 쪽에 함량이 높기 때문에 진한 색의 소바를 먹는 것이 좋다. 루틴은 물에 잘 녹는 성질이 있어서 면수에 상당량이 녹아 나온다. 이 물을 많이 마시면 영양 성분을 좀 더 알뜰하게 챙길 수 있다. 안면 홍조 때문에 뜨거운 물을 마시기가 꺼려지더라도 적당량을 마셔두는 것이 좋다.

가케소바(따뜻한 국물에 담겨 나오는 메밀국수-옮긴이)는 국물을 전부 마실 경우 염분을 과다 섭취하게 된다. 그 때문에 혈압이 상승할 수 있다. 되도록이면 자루소바(육수가 따로 나와 조금씩 찍어 먹는

안면 홍조와 혈압은 '소바'로 다스린다

소바의 항노화 성분

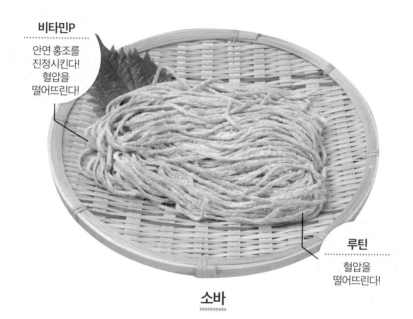

비타민P
안면 홍조를
진정시킨다!
혈압을
떨어뜨린다!

루틴
혈압을
떨어뜨린다!

소바

이렇게 먹자!

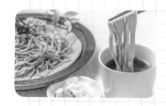

· 자루소바를 추천!
· 비타민C가 풍부한 과일이나 야채를
  곁들이자!

메밀국수—옮긴이)를 먹자.

비타민P와 루틴은 비타민C의 흡수를 돕는다. 비타민C는 항노화의 필수 영양소이다. 비타민C가 풍부한 과일(딸기, 키위, 오렌지 등)과 야채(브로콜리, 호박, 시금치, 방울토마토 등)를 곁들이면 더욱 효과적이다.

식단을 상담하면서 가장 많이 듣는 이야기가 있다.

"갱년기에 접어들면서 갑자기 ○○(식품명)이 좋아졌어요."

즉, 좋아하는 음식이 바뀌는 것이다.

그중에서도 '소바'의 비중이 압도적이다.

'갑자기 자루소바가 좋아졌다', '하루에 한 번은 꼭 자루소바를 먹는다'라는 이야기를 자주 듣는다.

안면 홍조 때문에 온소바는 싫지만 냉소바는 기회 되는 대로 먹으려 한다는 사람이 정말 많다. 이것은 몸이 원한다는 뜻 아닐까?

소바만 먹으면 영양적으로 불균형이 오지 않을까 걱정될 수도 있다. 그럴 때는 고기나 생선 반찬을 함께 섭취하자.

하루에 한 번 정도는 소바로 식사를 대신해도 괜찮다. 특히 여성들은 다양한 갱년기 증상을 극복하는 식품으로 자주 활용하기를 바란다.

7

식사 후 입 냄새는 '녹차'로 제거한다

입 냄새는 스스로 깨닫기 어려운 법이다. 따라서 녹차를 마셔서 수시로 관리하자. 녹차는 입 냄새의 해결사라 할 만큼 훌륭한 음료이다. 소취消臭 작용이 뛰어날 뿐 아니라 휴대가 편하다는 장점이 있다.

입 냄새는 스스로 깨닫기 전에는 알 수가 없어서 본의 아니게 주변 사람들을 불쾌하게 만들기 십상이다.

입 냄새가 나는 이유는 무엇일까? 위장 문제, 충치, 치주질환 등 다양한 원인이 있다. 그중에서 음식이 원인일 때는 녹차를 추

171

천한다.

녹차는 향이 강하고 자극적인 식재, 요리에 들어간 마늘이나 파 냄새, 과음 후의 알코올 냄새를 잡는 데 효과적이다.

음식으로 인한 입 냄새를 예방하는 첫 번째 방법은 음식을 여러 번 씹어서 침을 분비시키는 것이다. 특히 냄새가 강하지 않은 음식 인데도 입 냄새가 난다면 세균 때문일 수도 있다. 이때 침을 분비 하면 살균 작용이 되어 입안이 깨끗이 세정된다.

하지만 마늘과 술은 이 정도로는 어림도 없다. 이런 경우에는 레 몬과 파슬리처럼 소취 효과가 있는 식재가 필요하다. 하지만 둘 다 많이 먹기는 부담스러운 식재이다. 우유도 효과적이지만 밖에서 갑자기 구하려면 어디로든 일단 나가야 해서 불편하다. 입 냄새를 유발하는 메뉴들과의 궁합도 썩 좋지 않다.

그럴 때 제일 좋은 것이 녹차이다. 휴대가 간편하고 만들기가 쉬운 데다 효과도 뛰어나다. 그야말로 구취 예방에 최적화된 음 료이다.

페트병에 들어 있는 제품도 관계없다. 녹차는 하루에 최소 한 잔 (200cc), 페트병으로 한 병(500cc) 정도는 마시는 것이 좋다. 한 번 에 다 마시는 것보다는 여러 번에 걸쳐 조금씩 마셔야 더욱 효과

젊어지고 날씬해지는 맛있는 식사법

입 냄새가 걱정될 때는 '녹차'를!

녹차의 항노화 성분

카테킨

강력한 항균,
살균 작용,
항산화 작용!

하루 섭취량은
200~500㏄

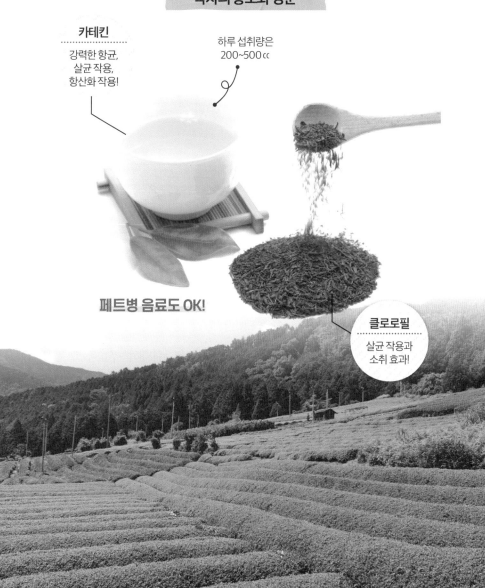

페트병 음료도 OK!

클로로필

살균 작용과
소취 효과!

적이다.

특히 음주 후에는 갈증이 심해지는데 녹차를 마시면 알코올 냄새를 방지할 수 있다. 이 정도 양을 마셔야 하는 것은 수분으로 입을 헹군다는 이유도 있다. 입안이 건조하면 세균이 번식해서 입 냄새가 나기 때문이다. 녹차에 들어 있는 폴리페놀의 일종인 카테킨은 강력한 항균·살균 효과와 항산화 효과가 있어서 입 냄새의 원인이 되는 물질을 분해하여 입 냄새를 예방한다.

녹차의 색깔은 클로로필에서 나오는데 폴리페놀의 일종인 클로로필에도 살균 및 소취 효과가 있는 것으로 증명되었다.

고기구이, 김치 등 입에서 냄새가 날 만한 식재를 먹을 때는 녹차를 곁들이고, 미처 준비하지 못한 경우에는 식후라도 꼭 녹차를 챙겨 마시자.

입 냄새 예방책으로 널리 알려진 커피와 우롱차의 효과는 어떨까? 커피는 향긋한 풍미로 지독한 입 냄새를 완벽하게 보완해줄 것 같지만 사실 추천하는 음료는 아니다. 커피의 향이 마늘 또는 알코올 냄새와 섞이면 소취 효과가 사라지기 때문이다. 오히려 역효과를 초래하여 상대방에게 더 큰 불쾌감을 줄 수도 있다.

우롱차는 녹차에 비해 카테킨이 적다. 그러므로 어차피 차를 마실 거라면 녹차를 선택하자. 마늘과 술은 위에도 자극적이다. 입 냄새가 걱정될 만큼 과음, 과식을 했을 때는 자극적인 음식 때문에 위가 약해져 있기 마련이다. 사실 카테킨도 위에 자극적일 때가 있다.

페트병에 든 녹차 중에는 카테킨 함량이 높은 것도 있다. 보통 농도가 짙은 녹차 중에 많다. 입 냄새를 없애기 위해 그러한 제품을 섭취하면 위가 자극되어 역효과가 날 수도 있다.

위 상태가 안 좋으면 입 냄새가 더 심해질 수 있으므로 카테킨 함량이 높은 녹차는 피하자. 일반적인 녹차로 충분히 입 냄새를 예방할 수 있다.

5장 모발과 외모를 젊게 하는 식습관

냉증을 개선하는 '초간단 바지락 요리'

춥지도 않은데 손발이 차갑다면 '바지락 생강 볶음'을 추천한다. 이 요리는 냉증의 원인인 혈액 순환 장애를 개선하는 효과가 있다.

냉증의 원인은 무엇일까?

발열 작용을 하는 근육에 비해 열전도율이 떨어지는 지방이 더 많은 것이다. 여성에게 냉증이 더욱 흔한 것은 남성에 비해 지방이 더 많기 때문이다. 하지만 지방을 무조건 미워해서는 안 된다. 여성미를 발산하는 굴곡진 몸매에 꼭 필요한 성분이기 때문이다.

빈혈이 있으면 냉증에 더욱 약해진다. 스트레스를 받거나 갱년기가 오면 체온 조절이 잘 안 되어 손발 냉증이 악화된다. '바지락 생강 볶음'은 그러한 증상에 안성맞춤인 요리이다.

바지락을 잘게 썰어 생강과 볶기만 하면 되는 매우 간단한 요리이지만 냉증 개선에 강력한 효과를 발휘한다. 바지락은 '숨은 빈혈'에 필요한 철과 흡수력이 뛰어난 헴철이 풍부하다.

바지락을 양껏 섭취하려면 껍데기째 파는 생물보다 통조림 바지락을 구입하는 것이 좋다. 생강을 넉넉하게 썰어서 바지락과 함께 기름에 볶고 소금으로 간하면 완성이다.

생강의 매운맛 성분은 체온을 올려주기 때문에 냉증에 효과적이다. 날생강에 들어 있는 진저롤은 반대로 체온을 떨어뜨린다. 따라서 생강은 가열해서 조리하는 것이 중요하다.

진저롤을 가열했을 때 생기는 진저론은 지방을 연소시키는 효과가 있으며 그 에너지로 체온이 올라간다. 동시에 쇼가올 성분도 늘어난다. 이 두 가지 성분이 혈액 순환을 촉진하여 몸을 따뜻하게 만들어준다.

생강은 64페이지에서 소개한 '생강 오일'에 들어 있는 것을 쓸 경우 더욱 큰 효과를 볼 수 있다.

섭취량은 2인분을 기준으로 통조림 바지락 한 통(고형량 55g), 잘게 썬 생강(약 20g), 어슷썰기 한 대파 반 뿌리가 적당하다. 재료를 한꺼번에 볶고 중화 분말육수와 소금으로 간하면 된다.

　생강 오일로 요리유를 대신할 경우에는 2~3작은술에 다른 기름을 조금 추가하자.

　엑스트라 버진 올리브 오일을 넣으면 조개 비린내가 사라지고 풍미가 더욱 살아난다.

　기름은 전신의 혈액 순환을 촉진하는 비타민E가 풍부해서 기름을 사용하면 몸 구석구석 피가 잘 돌아 냉증이 개선된다.

땀 냄새를 다스리는 '큰실말 초절임 생강'

갱년기 특유의 땀 냄새는 '큰실말 초절임 생강'으로 해소하자. 갱년기에는 땀이 많이 나기 때문에 냄새에 신경이 쓰일 수밖에 없다.

'큰실말 초절임 생강'은 여성들의 땀 냄새 고민을 말끔히 해결해 줄 식품이다. 칼로리가 낮고 식이섬유가 풍부해서 체중이 금세 늘어나는 갱년기 다이어트에도 효과 만점이다.

갱년기에 흘리는 땀은 냄새의 원인인 암모니아 성분이 많고 끈적끈적하다. 악취를 해결하려면 장내 환경을 개선해서 암모니아 성분을 억제해야 한다. 장내 환경 개선에는 '큰실말'이 매우 효과적이다.

구연산은 간에서 암모니아의 대사를 돕는다. 구연산이 풍부한 식재 중에서 큰실말과 궁합이 가장 잘 맞는 것은 '식초'이다. 식이섬유가 풍부한 '큰실말'과 구연산이 풍부한 '식초'가 만나면 '큰실말 초절임'이 된다. 식초에 풍부한 구연산은 피로 해소에 효과적이다. 초절임은 갱년기의 권태감을 개선한다.

갱년기에 땀이 잘 나는 것은 자율신경이 담당하는 발한 및 체온 조절 기능이 떨어지기 때문이다. 가만히 있는데도 땀이 나고 잘 때도 대량의 땀을 흘리는 것이 특징이다.

갱년기 특유의 짜증과 불안도 많은 땀을 흘리게 되는 원인이다. 이때 발한 작용이 강한 생강을 먹으면 땀샘의 기능이 개선되면서 땀이 맑아지고 다한증과 냄새도 예방할 수 있다.

갱년기에 이르면 요리가 귀찮아진다. '컵에 든 큰실말 초절임'은 그럴 때 큰 도움이 된다. 여기에 다진 생강을 3분의 1~2분의 1작은술 넣는다.

섭취 시간대는 저녁이 좋다. 자면서 흘리는 땀과 그로 인한 냉증을 억제하는 효과를 기대할 수 있기 때문이다.

구연산을 충분히 섭취하려면 식초도 전부 마시는 것이 좋다.

퀴퀴한 몸 냄새는
'당근 주스'로 예방한다

40대에 들어서면 슬슬 몸의 냄새가 걱정되기 시작한다. 하지만 식단을 조금만 고민하면 이 냄새를 예방할 수 있다. 방법은 두 가지이다.

첫째, 고기류와 버터 등 동물성 지방을 적게 먹는다.

둘째, 당근 주스를 마신다.

몸 냄새는 항산화 기능이 있는 야채와 과일로 예방할 수 있다. 그런 점에서 당근 주스를 추천한다.

181

몸 냄새를 예방하는 데 필요한 영양 성분이 골고루 들어 있는 '특제 당근 주스'가 있다. 이 주스 한 잔으로 평소의 야채 부족, 과일 부족을 보충할 수 있다. 특제 당근 주스가 훌륭한 이유는 다음과 같다.

1. 항산화 작용이 뛰어난 베타카로틴과 비타민C가 풍부하다.
2. 피로 해소를 촉진하고 냄새의 원인을 제거하는 구연산이 풍부하다.
   구연산은 냄새 성분인 암모니아의 대사를 돕는다.
3. 암모니아가 생성되지 않도록 장내 환경을 개선하는 올리고당이 들어 있다.

특제 당근 주스의 재료는 '당근+오렌지 주스+벌꿀'이다.

과즙 100%(농축환원) 오렌지 주스 300cc, 껍질을 벗겨 토막 낸 당근 한 개(약 160g), 물(50cc), 벌꿀 2~3큰술을 믹서에 넣고 간다.

믹서는 고속으로 30초 정도만 갈아도 충분하다. 당근이 주스처럼 곱게 갈리면 컵에 따라 마신다. 빨대를 사용하면 거친 입자가 거슬릴 수 있다. 위 분량대로 만들면 두 잔이 나오는데 남은 한 잔은 냉장고에 보관했다가 다음 날 마신다. 당근은 베타카로틴이 매우 풍부하며 오렌지 주스에는 비타민C과 구연산이, 벌꿀에는 올리고당이 풍부하다.

섭취 시간대는 아침이 좋다. 낮에 흘릴 땀을 예방할 수 있기 때문이다. 단, 동물성 지방의 섭취량을 조절하지 않으면 효과는 반감된다.

냄새는 하루아침에 없어지지 않는다. 조급해하지 말고 매일 습관처럼 실천하자.

젊어지고 날씬해지는 맛있는 식사법

초판 1쇄 인쇄 2020년 7월 28일
초판 1쇄 발행 2020년 7월 30일

지은이 │ 기쿠치 마유코
옮긴이 │ 안혜은
펴낸이 │ 황보태수
기획 │ 박금희
교열 │ 양은희
디자인 │ 김민정
인쇄 · 제본 │ 한영문화사

펴낸곳 │ 이다미디어
주소 │ 경기도 고양시 일산동구 정발산로 24 웨스턴타워1차 906-2호
전화 │ 02-3142-9612
팩스 │ 0505-115-1890
이메일 │ idamedia77@hanmail.net
블로그 │ https://blog.naver.com/idamediaaa
네이버 포스트 │ http://post.naver.com/idamediaaa
페이스북 │ http://www.facebook.com/idamedia
인스타그램 │ www.instagram.com/ida_media

ISBN 979-11-6394-032-6 13510